小学館文庫

痛風はビールを飲みながらでも治る!

改訂版

納 光弘

はじめに——改訂版発行にあたって

本書の前作となる『痛風はビールを飲みながらでも治る！　患者になった専門医が明かす闘病記&克服法』は二〇〇四（平成一六）年一二月に初版が出版されましたが、幸い多くの方々から高い評価をいただけたように思います。その後、増刷を繰り返し、九刷を数えるまでになりました。

しかし、この一〇年あまりの間に、痛風に関して多くの新たな知見が集積され、フェブキソスタット（フェブリク錠）などの新しい薬も登場、二〇〇二（平成一四）年に作成されていた『高尿酸血症・痛風の治療ガイドライン』も、二〇一〇（平成二二）年には改定されました。さらに二〇一三（平成二五）年九月に、新たにトピロキソスタット（ウリアデック錠）が登場しました。

そこで、本書はそれらの知見を取り込み、大幅に手を加えた改訂版として出版することとなりました。

そもそも、前作を執筆するきっかけは、鹿児島大学医学部附属病院内科の教授という立場にあった二〇〇一（平成一三）年、自分自身が激しい痛風発作を体験したことに始まりました。

それまでの私は、とにかく〝病気知らず〟が自慢でしたし、病院には痛風の患者さんも多く、私自身、痛風の専門医を自負していました。

その私が、突然、患者として痛風と向き合わざるを得なくなったのです。そして、いざ自分が患者になってみると、いかにそれまでの自分の知識が患者の役に立たないものかということがわかり愕然《がくぜん》としました。また、自ら痛風を体験する過程で〝目からうろこ〟とも言うべき、とても大切なことにいくつも気づかされました。

なにしろ、患者となった体験から得られた知識には、それまでに書かれた痛風に関する一般書にも医学教科書にも書かれていないことが、あまりにも多かったのです。

さらに、自分が痛風になったのを機会に、改めて患者さん向けの痛風に関する本を読んでみましたが、本によっては、必ずしも正しいことばかりを書いているわけではありませんでした。

そして、かく言う私も、それらの本と同じように、患者さんに間違ったことを教えていたという現実にぶつかったのです。

たとえば、私も自分が痛風にかかる前は、患者さんに「アルコールは痛風によくないので飲まないほうがいいですよ。とくにビールはいけません」と言っていました。

ところが、私自身の体を実験材料に、二年間にわたり細かなデータをとり、経過を追ってみた結果、一概にビールはいけないとは言い切れないことがわかったのです。

その経験から、今では私は自信をもってこう言っています。

「ビールは痛風にいい点もあるので、お好きなら無理にやめなくても大丈夫です。ビールを飲みながらでも痛風は治せます！」

食事療法にしても同様です。

以前は、患者さんに「プリン体の多い食事は避けてくださいね」と言っていました。しかし、今は「プリン体はあまり気にしなくていいですから、肥満にならないように、全体のカロリーに気をつけてください」と言っています。そして実際に、私は痛風になる以前と同様に、好きなものを何でも食べています。痛風に関する知識が多少なりともある方なら、きっと「えっ、本当に⁉」とびっくりされるでしょうが、本書を読まれたら、なるほどと納得されることと思います。

私は、「専門医である私自身が痛風を経験したからこそ得られた、これらの貴重な知識を、痛風の患者さんや尿酸値の高い人にお伝えすることが、医師である私の大事な役目なのではないか」と考えて、前作を書き、さらに一〇年の時を経て、本書に取り組みましたが、〝患者になった専門医〟の立場から、患者さんが知りたいこと、知らねばならないことのすべてを盛り込んだつもりです。

また、本書を読まれた方は、痛風や高尿酸血症のことがよく理解できると思います。正しい知識をもって病気と向き合うことは、どんな病気の場合も必要なことですが、痛風ほどそれが大切な病気はないと思います。

なお、本書では痛風患者となった〝私〟の体験をもとに話が進んでいきます。当然ながら、頻繁に〝私〟が出てきますから、簡単に私のプロフィールを紹介しておきましょう。

【患者・納光弘《おさめみつひろ》のプロフィール】

一九四二年　一月二七日、誕生

一九六六年　九州大学医学部卒業後、鹿児島大学医学部附属病院で一年間研修

一九六七年　九州大学医学部第三内科（一般内科と消化器）

一九七〇年　聖路加国際病院で内科臨床研修

一九七一年　鹿児島大学医学部第三内科助手

一九七三年　国立療養所南九州病院　筋ジストロフィー病棟

一九七五年　東京大学医学部薬理学教室に国内留学

一九七八年　米国メイヨークリニックに留学

《納光弘のホームページ　http://www5f.biglobe.ne.jp/~osame/》

一九八一年　鹿児島大学医学部第三内科助教授
一九八六年　新しい脊髄《せきずい》疾患・ＨＡＭを発見
一九八七年　鹿児島大学医学部第三内科教授就任
二〇〇一年　鹿児島大学医学部附属病院院長を兼任（〜二〇〇二年）
　　　　　　八月一一日、激しい痛風発作に襲われる
二〇〇七年　三月、鹿児島大学医学部第三内科教授を定年退職
二〇〇七年　四月、公益財団法人慈愛会会長に就任

さて、私自身の痛風のその後の経過を書いておきましょう。

前作を執筆した当時の私は、鹿児島大学医学部附属病院院長兼、第三内科教授で、それなりにストレスも多く、残念ながら、当時服用していたベンズブロマロン（ユリノーム錠）の服用を止めることができませんでした。

しかし、二〇〇七（平成一九）年に定年退職して、公益財団法人慈愛会の会長に就任してからは、ストレスも少なくなり、薬の服用を中止しても尿酸値は上昇せず、高尿酸血症からも痛風からも解放されて、現在に至っています。

痛風という病気は、正しい知識を身につけさえすれば、「ビールを飲みながらでも治せる」のです。

本書も前作同様、痛風の患者様方のお役に立つことを祈って、力を入れて加筆・修正しましたので、ぜひご愛読くださいますようお願いいたします。

なお、改訂版の執筆にあたりまして、薬剤情報収集にご協力いただいた北元調剤薬局の北元逸様に感謝の意を表します。

公益財団法人慈愛会会長
元鹿児島大学医学部教授
納 光弘

第一章……専門医の私が痛風に！

第二章……アルコールをやめる必要はなし　敵はストレス！

第三章……辛くない痛風治療とは

第四章……合併症を防ぐには

第五章……無理のない日常生活の過ごし方

カバーデザイン　山田満明
本文イラスト　斉藤ロジョコ
本 文 写 真　納　光弘

第一章

専門医の私が痛風に！

専門医が患者になった日

その激痛はあまりにも突然訪れました。二〇〇一（平成一三）年八月一一日の夜のことです。私が床に就いてウトウトし始めたときでした。

〝ピキ、ピキ、ピキ‼〟

「何じゃ〜⁉」

右足の第二指つけ根（医学用語では右第二中足《ちゅうそく》趾《し》節《せつ》関節）あたりに、とにかく言葉では伝えがたい、とてつもない痛みが襲ってきました。

「イタタタタ！」

痛さで何もできないため、ただただ歯を食いしばって痛みが治まるのを待つしかありません。

痛風の痛さなんて、実際に経験した人でないとわからないとよく言われますが、これが本当に痛い。私が普通の人より痛がりだというわけではなく、本当に耐えがたい、それはそれは強烈な痛みなのです。

あまりの痛さに驚いて足を見ると、患部である右足の親指のあたりがびっくりするぐらい大きく腫《は》れており、これが自分の足かと目を疑いました。

　時折、「この世のどんな激痛も痛風の痛みにはかなわない」とか、「痛風はノコギリで体を刻まれるより痛い」などと言われますが、このような過激な表現も大げさではないと思ってしまうほどの痛みを、まがりなりにも痛風の専門医である私が体験してしまったのです。

　いつもは医師として患者さんを診療している立場の人間が、患者になってしまったのですから、因果なものです。

　ひと晩苦しみに苦しんだ翌日、炎症を抑えるために非ステロイド系の消炎鎮痛剤という痛風発作用の応急処置をすぐ施しました（ナイキサン三〇〇㎎カプセルを、まず二カプセル服用し、さらに八時間おきに一カプセルずつ、痛みが治まるまで数日間飲みました）。その結果、発作は一週間後には完全に治まりました。

　最初から痛風の記録をとるつもりでいたならば、患部の腫れている状態を写真に撮って、資料として残しておいたのですが、あまりの痛みにそんなことを考える余裕がなく、三日後の一四日になってやっと、カメラを手にしたのです。

図1:患部の写真

●右第2中足趾節関節を中心に
疼痛・発赤・腫脹

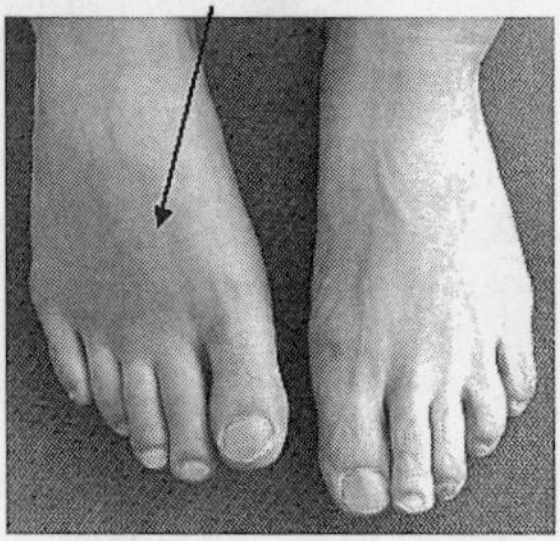

2001年8月14日の私の足

そのときの写真が図1です。

すでに消炎鎮痛剤を使った効果が出始めていたので、撮影時には痛みも腫れも峠《とうげ》を越えていました。それでもまだ、左足と比べると右足が腫れていることがおわかりいただけると思います。

痛風の症状は、この写真のように腫れ上がることが一つの特徴です（写真には色がついていませんが、実際には赤くなって腫れています）。

腫れと痛みは一週間で完全に治まりましたが、だからといってこのまま放っておいていいわけではありません。再度発作が起きたり、また、症状が進むと腎臓《じんぞう》に負担がかかってきたりします。

ですから、痛風治療は初回の痛風発作が治まったそのときから、性根を据えて取り組まなければいけないのです。

私の場合も、この最初の痛風発作を皮切りに治療を開始し、同時に痛風体験記録が始まったのです。

発作は治まったが……

痛風になった当時（二〇〇一年）は五九歳で、鹿児島大学医学部附属病院の病院長になって半年目でした。

それまで病院に勤務しながらも、病気とは無縁だったので、痛風になったときには「まさか、俺が！」と少なからずショックを受けました。

風邪一つひいたことがないという健康自慢の人が病気を患って病院に来ると、皆さん一様にショックを受けているのを医師としてよく見てきたはずなのに、いざ当事者となると一般の患者さんと同じように、ショックを受けているのですから恥ずかしいかぎりです。

しかし、いくらこれまで健康だったとはいっても、よくよく考えてみれば、私は無類のビール好きでした。本格的に飲み始めた二四歳あたりから痛風になった五九歳まで三五年間、ほとんど毎晩のように飲酒していましたし、とくに宴席での飲酒量は半端な量ではありませんでした。

痛風は生活習慣病と呼ばれる、食習慣や飲酒などの生活習慣が原因で発症する病気の一つなので、アルコールの多量摂取とは深い関係があるのです。

そういうわけで、私も痛風になったときには漠然と、「アルコールが痛風の原因だろう」と考え、それまで好き放題に飲んできた自分の飲酒生活を振り返っていました。

けれども、そのとき、ふと恐怖にも似た疑問がわき起こりました。

「エッ！　これで俺はもうビールも日本酒も飲めなくなるのか……」

初めにお話ししたように、私は専門医としてこれまで痛風の患者さんにはこう申してきました。

「お酒はいけません。我慢して控えてください」

「とくにビールはいけません」と——。

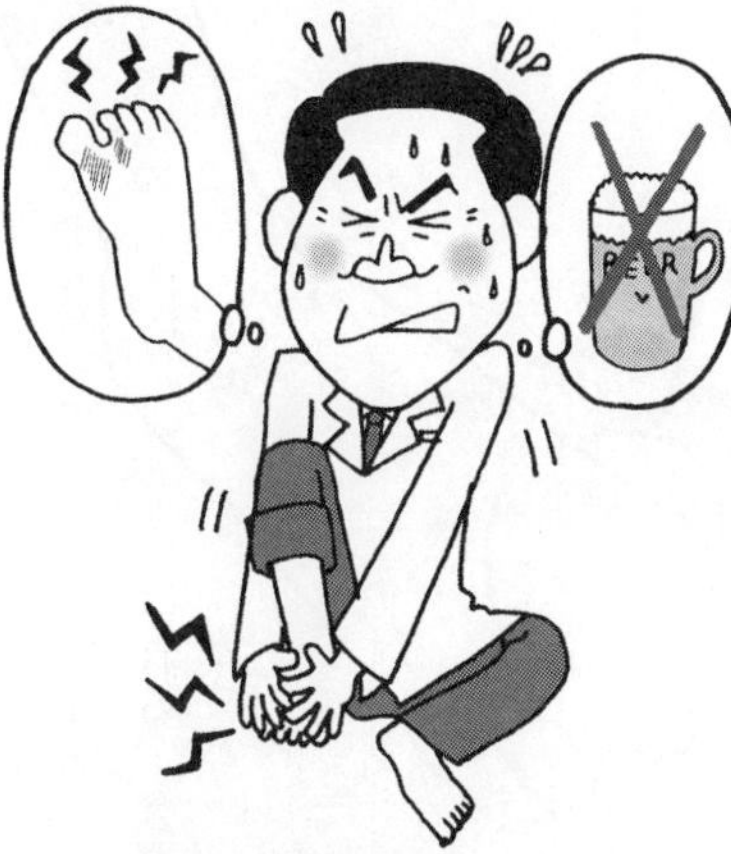

痛みと禁酒でダブルショック

お酒好きな患者さんの暗澹《あんたん》たる表情を前にしても、私はそれが正しいと信じて、そう言い続けてきたのです。

それなのに、自分が痛風になったとたんに「酒が飲めなくなるのかぁ〜」とひどく落胆してしまいました。

痛風という肉体的な激しい痛みと、禁酒の精神的なショック。泣きっ面に蜂《はち》ではありませんが、私は痛風によってもたらされたダブルショックに頭を抱えてしまいました。

そもそも痛風とは

皆さんは痛風という病気についてど

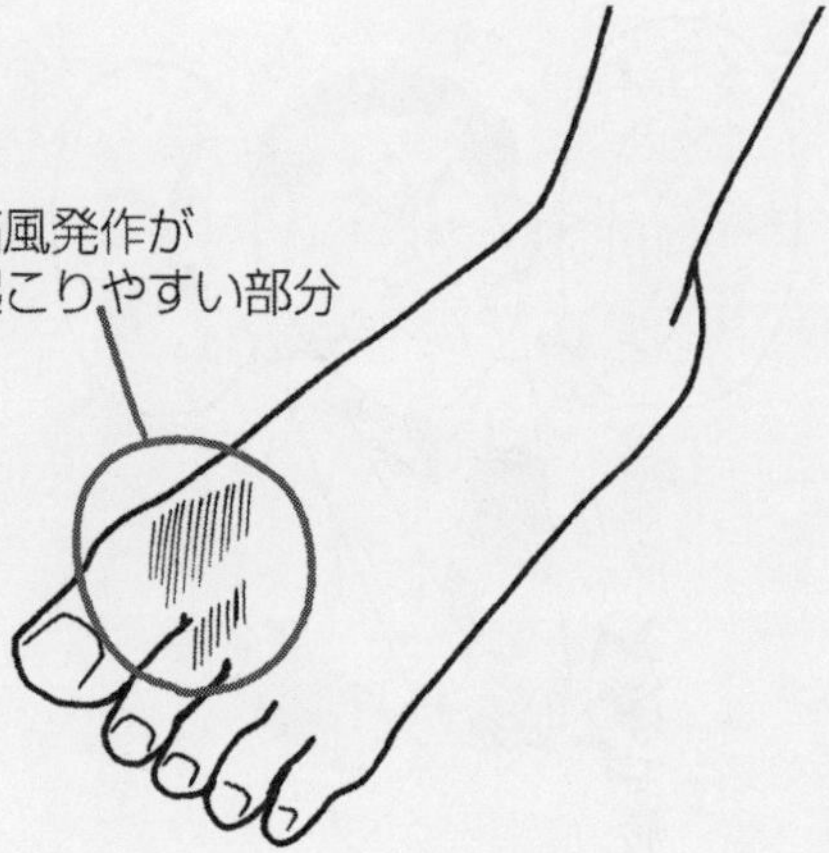

のくらい知っているのでしょうか？
「すごく痛いんでしょ」というくらいの知識しかない人も多いのではないでしょうか。

痛風は、「肥満」や「高血圧」「糖尿病」「高脂血症（血液中の中性脂肪やコレステロールが異常に増加した病的状態）」といった病気と同様で、日々の生活スタイルが原因となって体の不具合が発生する生活習慣病の一つです。

詳しくは後述しますが、痛風を簡単に説明すると、血液中の尿酸（「プリン体」という物質の老廃物）の濃度が高い状態（この状態を高尿酸血症と呼ぶ）が数年以上継続すると、体内にたまった尿酸が関節の内面に沈着し、それが原因で関節炎が起こり、腎臓が侵されたりする病気です。

痛風発作は尿酸値が上昇することに起因しているので、痛風と高尿酸血症は切り離しては語れない関係にあります。

痛風発作の具体的な症状は、ある日突然、足の親指のつけ根にある関節部分が赤く腫れて痛み出します。痛みは万力で締めつけられたようにとにかく激烈で、私の場合もそうだったように、大の大人でも二、三日は歩けなくなります。

痛風発作と言われるように一時的な発作症状なので、たいていの場合、七日から一〇日ほどで痛みと腫れが引いて、しばらくすると症状は完全に消えます。つまり、発作前の状態に戻ることができるのです。「痛風」＝「痛い風」という病名の由来は、風が吹くだけで痛みを感じるというところからきていると言われていますが、その痛みも短期間で治まり、風のように去っていくのが通常です。

痛みが跡形もなく消えると、当然のことかもしれませんが、患者さんは安心してしまいます。ところが、痛風が怖いのはここからなのです。多くの場合、半年から一年経《た》つと、また同じような激痛の発作が起こります。

いずれの発作も、痛みは短期間ですぐ引きますが、その後、発作が再発します。いったん痛風になると、こうして発作を定期的に繰り返すケースが多く見られるのです。

激痛よりもやっかいなのは……

発作が繰り返されることもたいへんですが、痛風のやっかいなところは、その激痛の範囲が広がり、発作の間隔が短くなっていくことです。

確かに発作はとても痛いのですが、それをただ単調に繰り返すだけでなく、足の指（親指がいちばん多い）のつけ根だけだった腫れの範囲が、徐々に足首や膝《ひざ》の関節にまで広がり、発作の間隔も次第に短くなってきます。

そればかりではありません。

このような発作も難敵なのですが、痛風が本当に恐ろしいのは、痛風の進行によって、関節の症状だけでなく、腎臓などの内臓が侵されるようになってく

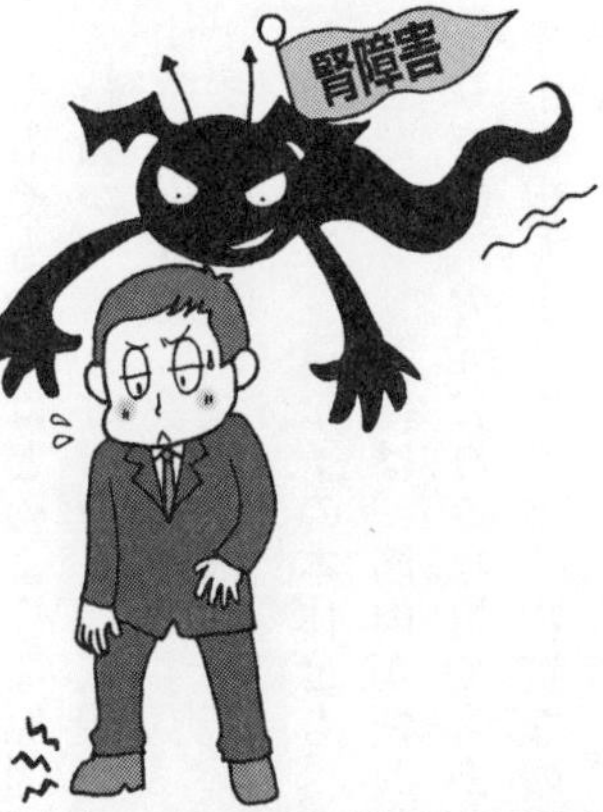

痛みよりも怖いのは、密かに進行する腎障害

ることなのです。

私が痛風になったときにいちばん懸念したのもこの点です。

痛風発作の繰り返しの過程で、血液中の尿酸が高い状態が続くと、尿に溶けきれなくなった尿酸は石のように固まってしまいます。腎臓の中にこの結石ができると腎臓の機能に著しく悪影響を及ぼし、痛風発作よりもずっと深刻な結果を招いてしまうのです。

激痛を伴う関節の症状とその陰で深く静かに進行する腎障害。なぜ、腎障害が起こってしまうのか。それは第四章でお話しさせていただきますが、痛風はこの表と裏の二面性をもった病気で、実は目立たない腎障害にこそ最も気をつけなくてはならないのです。

痛風の原因は尿酸

そもそも痛風はどのような原因で引き起こされるのでしょうか。

結論から言うと、痛風は尿酸値が異常に高くなる状態（高尿酸血症）が持続すると引き起こされるのです。

尿酸というのは、「プリン体」という物質の老廃物、ゴミのことです。「プリン体」とは、遺伝子の本体とも言える核酸の主成分です。

また、プリン体は、筋肉が使われるときのエネルギー伝達物質（アデノシン三リン酸）の元になる物質でもあります。体内にある物質の中で遺伝とエネルギーの根源をつかさどる物質なので、生命にとって最も重要な物質だと言えると思います。

そのプリン体の老廃物である尿酸が体内にたまってしまう（尿酸値が高くなる）と痛風を引き起こす原因となるのですが、その尿酸ができる経路には、主に次の二つのルートがあります。

尿酸ができる経路

(1)食事の中に含まれているプリン体によって発生する経路。体外から取り込まれたプリン体によって一日に約一〇〇㎎の尿酸がつくられる。プリン体が主成分である核酸は、あらゆる生物の細胞に含まれているので、ほとんどの食品と一部のアルコール飲料にはプリン体が含まれている。このプリン体が肝臓で分解されると尿酸が老廃物、つまりゴミとして発生する。

(2)食事として摂取したたんぱく質などからプリン体が体の中でつくられ、このつくられたプリン体が核酸やアデノシン三リン酸などとして利用された後に分解され、尿酸が生じる経路。この経路によって一日に約六〇〇㎎の尿酸がつくられる。

違いがよくわからないかもしれませんが、(1)はプリン体そのものが肝臓で分解されて、尿酸が発生する経路です。

図2：尿酸の生産と排泄

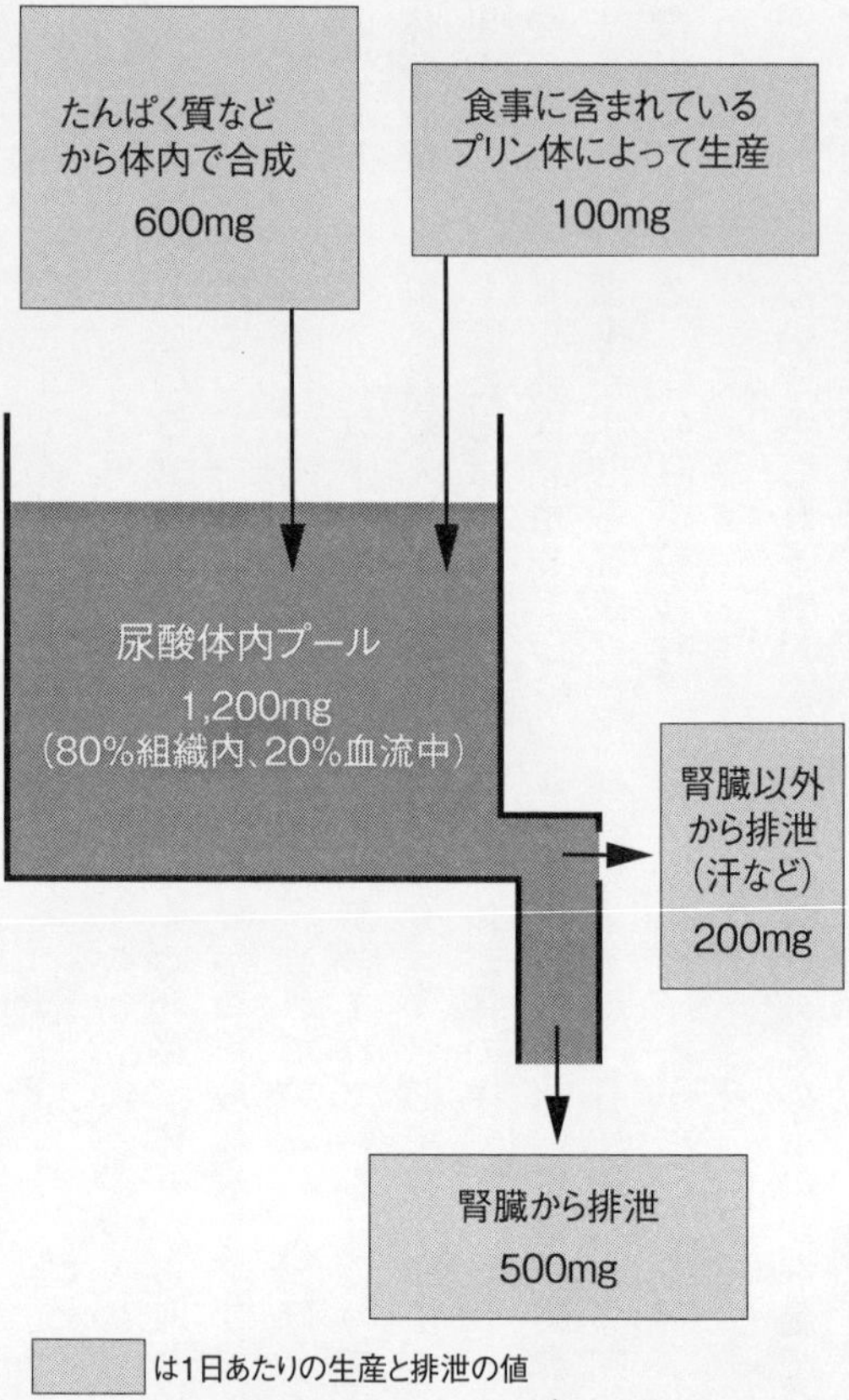
たんぱく質など
から体内で合成
600mg
食事に含まれている
プリン体によって生産
100mg
尿酸体内プール
1,200mg
（80%組織内、20%血流中）
腎臓以外
から排泄
（汗など）
200mg
腎臓から排泄
500mg
は1日あたりの生産と排泄の値

一方、(2)は、体内でたんぱく質などからつくられたプリン体が肝臓で分解されて、尿酸が発生する経路です。このときアルコールには尿酸の発生を促進させる働きがあります。ですから、アルコールはプリン体を含む、含まないにかかわらず、尿酸がつくられる原因となるのです。

尿酸は体の中に約一二〇〇㎎

一般的に健康な人の体内には、つねに一二〇〇㎎程度の尿酸があると言われています。この蓄積された尿酸を「尿酸体内プール」と呼んでいます。

この約一二〇〇㎎の尿酸は、その二〇％が血液中に、残る八〇％が組織液の中にプールされています。

さらに、先に述べた二つの経路のうち、一日に(1)の経路から約一〇〇㎎、(2)の経路から約六〇〇㎎の尿酸がつくられ、この尿酸プールに入ってきます。すなわち、約七〇〇㎎の尿酸が毎日、尿酸プールに流れ込んでくるのです。

けれども、入ってくるだけではありません。同時に、それとほぼ同量の尿酸が毎日排泄《はいせつ》されていきます。

つまり、体の中にプールされている量は一定ですが、約七〇〇㎎の尿酸が毎日新しくつくられ、また老廃物である以上、尿酸をずっと体内に貯蓄することは体によくないので、生産量と同量の約七〇〇㎎の尿酸が毎日排泄されるのです。

尿酸の排泄方法は二通りに分かれ、五〇〇㎎は尿として、残り二〇〇㎎は汗や便として体外に排出されます。一二〇〇㎎程度と言われる尿酸プールは、こうして毎日、生産と排泄を繰り返しながら、一定量を保っています。

血液中の尿酸の上昇が痛風発作を呼び起こす！

尿酸値の上昇が痛風の原因と言いましたが、痛風は尿酸というゴミの処理である排泄がうまくいかなくなるか、または尿酸が体の中でつくられ過ぎるかが原因で起こります。

すると、当然のことながら尿酸はどんどんたまり、血液中の尿酸濃度は濃く

白血球が尿酸塩結晶を食べてしまおうとすることが原因で激痛が走る

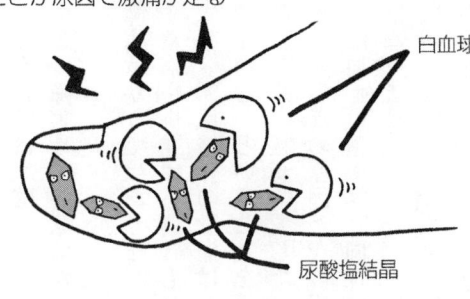

なります。さらに、ある濃さ以上になると尿酸は血液に溶けなくなります。

　この溶けなくなった尿酸はどうなってしまうかというと、ナトリウムと結合して尿酸ナトリウム塩《えん》（尿酸塩）をつくり結晶になります。

　つまり、液体から固体に変化するのです。さらに尿酸の濃度が高い状態が続くと、この尿酸塩の結晶は関節の内面に沈着していきますが、白血球はその尿酸塩の結晶を異物だと判断して食べてしまおうとします。それは私たちの体に備わった防御機構（免疫機能）なのですが、そのとき、白血球が放出する活性酸素やプロスタグランジンという物質が毛細血管を拡張させ、赤みや腫れ、さらには激痛を伴う炎症を引き起こしてしまうのです。

このように、尿酸塩が関節にたまることが原因で発作が勃発《ぼっぱつ》しますが、注意が必要なのは、他の臓器にもこの尿酸塩がたまってしまうことです。なかでも腎臓は尿酸がたまりやすく、痛風発作のある人は腎機能に注意が必要です。腎障害はこの尿酸がたまってしまうことが原因で引き起こされるのです。

腎障害ばかりではありません。他にも心筋梗塞《こうそく》や、脳血管障害などの生命を脅かす重病を併発する割合も高くなることがわかっています。

つまり、痛風発作の激痛は、他の深刻な病気が進行してしまう前に〝尿酸がたまっている〟ということを伝えるサインだと考えることができるのです。

ここでとくに私が強調したいことは、〝痛風発作〟そのものではなく、〝高尿酸血症〟が痛風の原因となっているという事実です。

高尿酸血症は糖尿病と同様に、生活習慣病として全身の代謝異常ととらえなければなりません。

糖尿病の人が食事に気をつけ、必要に応じて治療をしなければ他の深刻な病気を引き起こしてしまい、とりかえしのつかない健康障害に陥るのと同様に、高尿酸血症の治療に対しても生活習慣病として真剣に対峙《たいじ》しなければならないのです。

足に激痛が走ったらチェック！

痛風の仕組みは理解できたでしょうか？

しかし、痛風に似た病気もあるので、たとえ足の指のつけ根が痛くなったとしても、本当に痛風であるかどうかはわかりません。痛風だと勘違いして来院する患者さんもけっこういらっしゃいます。

痛風は、発作中の関節の中に尿酸の結晶があることが証明されれば一〇〇％診断が確定します。とはいっても、症状としては特徴的な病気に分類されるので、実際は状況証拠だけで十分に診断が可能です。

痛風の診断基準は次ページ図3の項目のようになっていますので、自分は痛風じゃないかと疑っている人はチェックしてみてください。

この一一の項目のうち六つ以上が当てはまれば、九五％以上の確率で痛風で

図3：痛風診断基準

11の項目のうち6つ以上当てはまれば、95%以上の確率で痛風であると考えられる。

▼

- □ 1）2回以上の急性関節炎を経験している。
- □ 2）症状が出てから24時間以内に炎症がピークに達する。
- □ 3）1か所だけの関節炎である。
- □ 4）関節が赤くなる。
- □ 5）足の親指のつけ根の関節に激しい痛みがあるか、もしくは腫れ上がる。
- □ 6）両足ではなく片足だけの親指つけ根の関節の発作である。
- □ 7）片足だけの親指以外の関節の発作である。
- □ 8）痛風結節（痛風による発疹）、もしくは痛風結節と考えられる結節がある。
- □ 9）血液検査で尿酸値が高い。
- □ 10）X線写真を撮ると、腫れの影響で右足と左足に差があるのがわかる。
- □ 11）発作が7～10日ほどで完全に治まる。

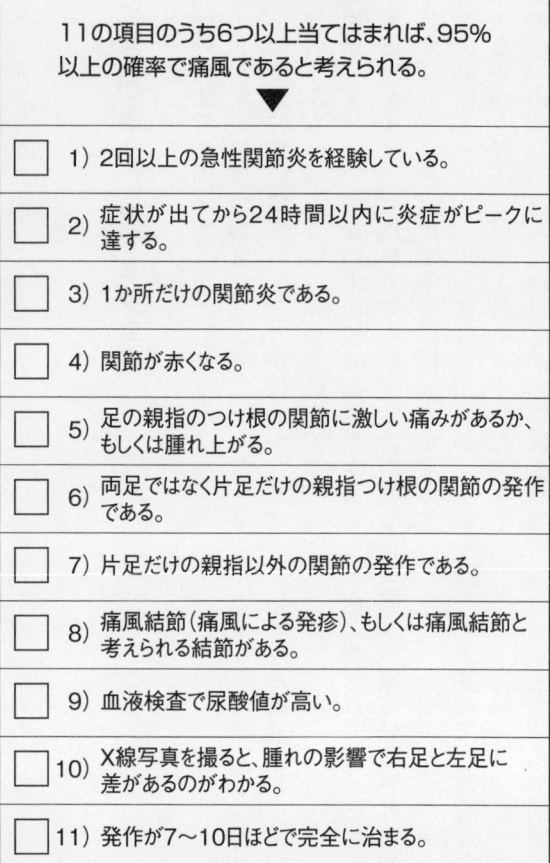

あると考えていいでしょう。

また、痛風と間違えやすい病気については第四章で紹介していますので、このチェック項目でどうやら痛風ではなさそうだと思われる人はそちらをご覧ください。

痛風は古代からの病気

痛風は、世界的に見ると非常に長い歴史をもつ病気です。とくに西洋においては、古くからあるおなじみの病気なのです。

エジプトから発掘されたミイラの関節の中に尿酸塩を見つけたという報告もあれば、医学の父と呼ばれるヒポクラテスが残した文献にも痛風についての報告があります。

また、歴史上の人物をあげても、紀元前四世紀の古代マケドニアの英雄アレクサンドロス大王をはじめ、神聖ローマ帝国皇帝のカール五世（スペイン王・カルロス一世）、プロイセン国王フリードリヒ大王、フランス国王ルイ一四世、

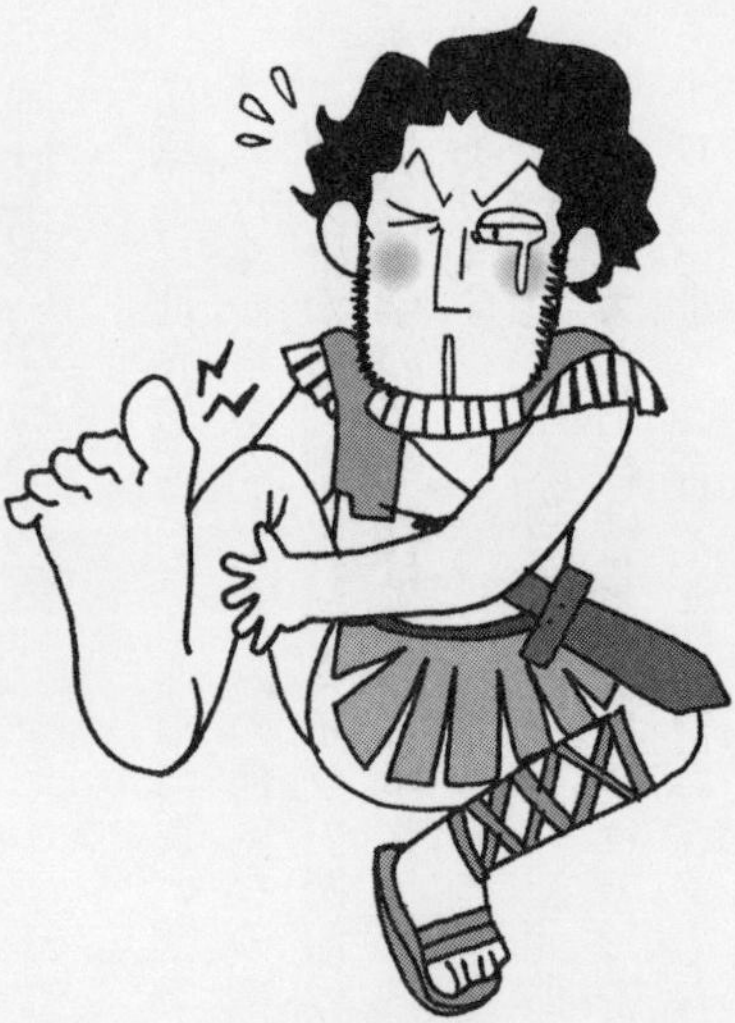

アレクサンドロス大王も痛風には勝てなかった!?

宗教改革のルター、清教徒革命のクロムウェル、芸術家ミケランジェロ、モナ・リザの作者であるレオナルド・ダ・ヴィンチ、詩人のダンテやミルトン、文豪のゲーテ、スタンダールやモーパッサン、天才物理学者ニュートン、博物学者ダーウィン……と、痛風に苦しんだ人物をあげたらきりがありません。

痛風が〝ぜいたく病〟と呼ばれる理由

以上のように古代・中世の西洋において歴史上の偉大な人物の多くが痛風によって苦しんだという記録が残っていますが、では、当時の一般市民も同じように痛風を患っていたのでしょうか。

実はそうは考えられていません。当時から痛風は裕福な身分の人々に多く見られ、そのため、昔は〝帝王病〟や〝ぜいたく病〟と呼ばれていました。

痛風を引き起こす尿酸値の上昇は、動物性たんぱく質（肉類、卵、牛乳など）を多く摂《と》る人やアルコールをよく飲む人に起こります。

痛風発作は尿酸値が上昇している状態が数年間以上続かないと起こりませんから、貧困状態が常であった過去にそのような飲食生活ができた人は相当に高い地位にいた人であると考えられます。

つまり、一般市民で痛風にかかる人はほとんどいなかったのです。

それと関連した事実として、痛風は世の中の栄養事情が良くなると増加し、反対に戦争などで悪化すると減少する傾向があるということがわかっています。

では、西洋と同じように、日本でも痛風は古くから存在していたのでしょうか。

実は、日本においては痛風は、明治以降に現れた病気と認識されており、それ以前には存在していなかったと考えられています。安土桃山時代に日本を訪れたポルトガル人宣教師のルイス・フロイス、明治の初めに来日したドイツ人医師ベルツが、それぞれ日本には痛風がないと記録しています。痛風が日本で記録されたのは明治時代に入ってからで、実際に増えたのは一九六〇年代以降なのです。

そういうことから、日本で痛風患者が増えてきたのは、大豆、魚、野菜が中心の和食から欧米風の肉類中心の食事に変化したからと言ってもよいかもしれません。

実際、痛風はその件数を調べてみても、一八九八年に東京大学の教授によって初めて報告されてから一九五九年までの六二年間で、八三例しか確認されていません。

しかし、一九六〇年以降から急増し始め、厚生省（現・厚生労働省）の受療調査から推計した痛風患者数（調査当日に、病院や一般診療所で受診した患者の推計数）は、一九七〇年には六八〇〇人だったのが、八四年には一万六〇〇〇人、八七年には一万一五〇〇人、九〇年には一万二七〇〇人、九三年には一万三三〇〇人、九六年には一万四三〇〇人まで増加。その後、九九年には一万三

図4　痛風の推計患者数の推移

(人)
15000
12000
9000
6000
3000
0
10600
11500
12700
13300
14300
13600
11200
12000
10600
9500
1984
1987
1990
1993
1996
1999
2002
2005
2008
2011
(年)

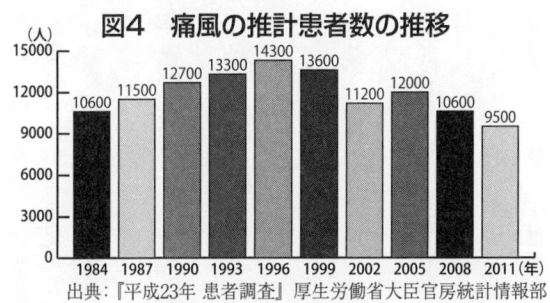

出典：『平成23年 患者調査』厚生労働省大臣官房統計情報部

六〇〇人、二〇〇二年には一万一二〇〇人、〇五年には一万二〇〇〇人、〇七年には一万六〇〇人、一〇年には九五〇〇人と推移しています（図4参照）。

また、国民生活基礎調査では、現在通院している疾患について本人が回答する形式の調査が行われていますが、〇四年の調査では「痛風で通院中」と答えた人が全国で八七万四〇〇〇人、一〇年の調査では九五万七〇〇〇人にものぼりました。

この中には、とくに痛風の症状の出ない「無症候性高尿酸血症」の人も含まれていると思われますが、一九八六年の二五万四〇〇〇人に比べると四倍近い増加ぶりで、痛風患者および痛風予備軍が年々増加傾向にあることは明らかです。

わが国の痛風患者が急増している背景には、食事内容が変化したことに加え、社会構造の変化により個人の行動パターンが変化してきたということもあげられます。

また、わが国の成人男性の約四人に一人が、痛風の基盤である高尿酸血症をもっていることが疫学調査で明らかになっています。

患者の九八%以上が男性!

皆さんは、痛風にかかる男女の割合が、圧倒的に男性が多いことを知っていましたか?

一九九二(平成四)年に東京女子医大が行った調査では、男性九八・五%に対し、女性はわずか一・五%でした。これほど男女差のある病気は珍しいでしょう。また、二〇一〇年の国民生活基礎調査の結果を見ても、男性の通院者率(通院している患者数を人口一〇〇〇人あたりで見た割合)が一四・九なのに対し、女性はわずか〇・九となっています。

このような差が生まれる理由はきちんと判明しており、痛風の原因である尿酸の濃度、つまり血液中の尿酸値に起因しています(ちなみに血液中の尿酸値

図5　痛風の通院者率（2010年の国民生活基礎調査）

年齢	9歳以下	10～19	20～29	30～39	40～49
男性	―	0	0.7	5	14.6
女性	―	0	0	0	0.3
年齢	50～59	60～69	70～79	80歳以上	全体
男性	25.1	32.4	28.7	30.8	14.9
女性	0.5	1.6	2.2	2.8	0.9

（人口1000人あたり）

は採血によって測定します（第二章で詳しく説明しますが、痛風発作は、尿酸値が七・〇㎎／dℓを超える状態が数年間以上続かないと起こりません。しかし、男性はもともとこの血液中の尿酸値が高いので、平均的な男性の場合でも、尿酸値が一dℓあたり一・五㎎も上昇すれば、すぐにこの七・〇㎎／dℓに達してしまいます。

ところが、女性の場合は、尿酸値がもともと低いので、三・〇㎎／dℓも上昇しないと七・〇㎎／dℓに達しないのです。このため、女性はなかなか高尿酸血症にならず、痛風にもかかりにくいのです。

なぜ、女性は尿酸値が低いのでしょうか？　これは女性ホルモンに腎臓から尿酸の排泄を促す働きがあり、血液中の尿酸値の上昇を防いでいるからだと考えられています。

男性の体にも女性ホルモンはありますが、その量は女性の半分ほどなので、女性と比べるとどうしても、尿酸の排泄機能が弱くなってしまうのです。

けれども、女性であっても閉経後には女性ホルモンの分泌が減るので、尿酸値は少し上昇します。つまり五〇歳を超えると男女の尿酸値の差は小さくなり、痛風を患う女性が出てくるのです。

このように、痛風にはこれまで明確な男女差があったのですが、最近ではこの傾向に変化が出始めています。男性の病気だと考えられていた痛風ですが、若い女性の中にも痛風になってしまう人が増えているのです。

これはアルコールを習慣的に大量に飲む若い女性が増えたことに加え、現代生活の食事やストレスと無関係ではないでしょう。

痛風になりやすい年代は?

痛風患者の九八%以上は男性であると述べましたが、男性の中でもさらに細かく分けて年齢別に見ると、痛風患者のほとんどは四〇代以上となっています。

しかし、発症年齢の中心は三〇代です。

　今から五〇年ほど前には、発症年齢は五〇代がいちばん多いと報告されていましたが、それから一〇年後、つまり四〇年前には四〇代に移り、現在では三〇代がいちばん発症しやすい年代になっているのです。

　また、近年では二〇代の患者さんも増えています。年月とともに、痛風を発症する年齢が若年化していることがわかりますが、その理由はいったい何なのでしょうか。

　この痛風患者の若年化には、痛風患者数の増加や女性の患者さんの増加と同様に、食生活の変化や精神的ストレスの増大など、生活習慣の変化が深く関係しているようです。

　現代の若者の多くはインスタント食品やファストフードを幼いころから食べ続け、さらに、朝食を抜いたり、夕食の時間が定まっていないなど、不規則な食生活が当たり前になっています。

　それに加えてストレス社会の犠牲とも言えるのか、学生のときから受験や就職活動などで強いストレスを受け、またそれを長年抱えながら社会人となり、さらには忙しくて仕事のストレスを発散する暇もないといった状況が、痛風患者の若年化を引き起こしていると思われます。

痛風になっていない人も要チェック!

痛風になりやすい人は、どのような生活をしている人なのでしょうか。企業の管理職やプロスポーツ選手にも痛風患者が多いと言われていますが、彼らには共通する部分がありそうです。

痛風とストレスの関係について触れましたが、どうやら痛風になりやすい人には性格的に共通する特徴があるようです。それは、「責任感が強い」「意欲的」「攻撃的」「積極的」「活動的」などです。

こうした性格の持ち主は、仕事、私生活ともに多忙で、肉体的にも精神的にも強いストレスを受けながら日々を過ごしています。そして、そのストレスが原因で尿酸値が上昇してしまい、その結果、痛風になるのです。

ストレスの他にも当然、食生活などの生活習慣が原因となる場合も多くあります。さて、次ページに「痛風に注意！　危険度チェックシート」を用意しました。自分は痛風になりやすいのかどうかを、このチェックシートで確認してみてください。

結果はいかがだったでしょうか。診断結果が合計で一七点以上ある痛風予備軍と思われる人は、明日にでも痛風発作が起こってもおかしくありません。とはいっても、合計一七点以上の人はけっこういるのではないでしょうか。それほど、現代生活というのは生活習慣病である痛風と隣り合わせにあると言えるのです。

検査に行き、尿酸値を測ってみることが大事ですが、私の例を見ても、尿酸値はそのときの体調の状態によってかなり幅があるので、一度だけでは不十分な面があります。ぜひとも、主治医と相談して何回か測ってみてください。

尿酸値は常に一定の数値を示すとはかぎりません。詳しく言えば、その日の体調による変動だけでなく、前日の飲食の内容、運動量などによって変わってくるのです。また、アスピリンなどの抗炎症薬や利尿薬を飲んだ後には、尿酸値が上昇してしまうので注意が必要です。

図6：痛風に注意！ 危険度チェックシート

次に当てはまる項目をチェックしてください。
合計点で診断されます。

▼

- □ 男性である【3点】
- □ 20～29歳である【1点】
- □ 30歳以上である【3点】
- □ 過食・偏食が日常的になっている【3点】
- □ 毎日アルコールをたくさん飲む【3点】
- □ 睡眠時間が6時間以内である【2点】
- □ 肥満である【3点】
- □ ストレスが多い【3点】
- □ 激しいスポーツをやっている【3点】（サッカー、筋力トレーニングなど）
- □ 仕事をよく頑張る【2点】
- □ 家族、親戚に痛風の人がいる【1点】

診断結果

合計7点以下…痛風になる可能性は低いです。この生活を維持するようにしましょう。

合計8～16点…痛風になる可能性があります。太らないように気をつけて規則正しい生活をするようにしましょう。

合計17点以上…痛風予備軍です。いつ痛風発作が起こってもおかしくありません。生活習慣を改めるとともに一度検査に行って、尿酸値を測ってみてください。

第二章

アルコールをやめる必要はなし
敵はストレス！

痛風でも食事を楽しめるし、ビールも飲める

皆さんの中には、実際に痛風にかかったことがある人、あるいは現在かかっている人がいることでしょう。たいていの痛風に関する書籍や大部分の医師は、痛風を食事療法で治すことを提唱しています。

確かに食事療法が全く無意味だとは思いません。けれども、私が患者となって経験し、痛風治療において必要だと結論したのは、

①体重コントロール
②ストレスの解消
③正しい薬剤の服用

の三点で、プリン体の多いものを避けることを主体とした従来の食事療法はそれほど重要ではないことがわかりました。

しかし、書店で売っている痛風治療の本を覗《のぞ》くと、必ずと言っていいほど痛

風患者の食事について「この食品はダメ、この食品もダメ」というように、実に多くの食品について食事規制をするよう促しています。私の好物である白子やレバーもプリン体を多く含む食品として、食事規制するべきであると紹介されています。そして、大部分の痛風患者はこうした書籍や医師の指導に従って、好物であっても食べてはいけない、と食事規制を強いられているのが現状です。

食事規制を無意味だとは言いませんが、これらの書籍に書いてあるとおりに制限したら、痛風患者は痛風になる以前に食べていた大部分の食品を食べることができなくなってしまいます。痛風は基本的には一生つきあっていく病気ですから、痛風にかかった後の人生においては好きなものを十分に食べることができなくなるわけです。

けれども、実際には、そんな我慢をずっと続けられるわけがありません。たいていの痛風患者は、家族に協力してもらいながら痛風に良いものだけを食べようとするものの、どこかで続かなくなってしまうのです。このことは痛風の専門医であった私自身が痛風患者になり、痛風を患者の立場から考え、そしてまた自分自身の体で実験を繰り返した結果、得られた結論なのです。

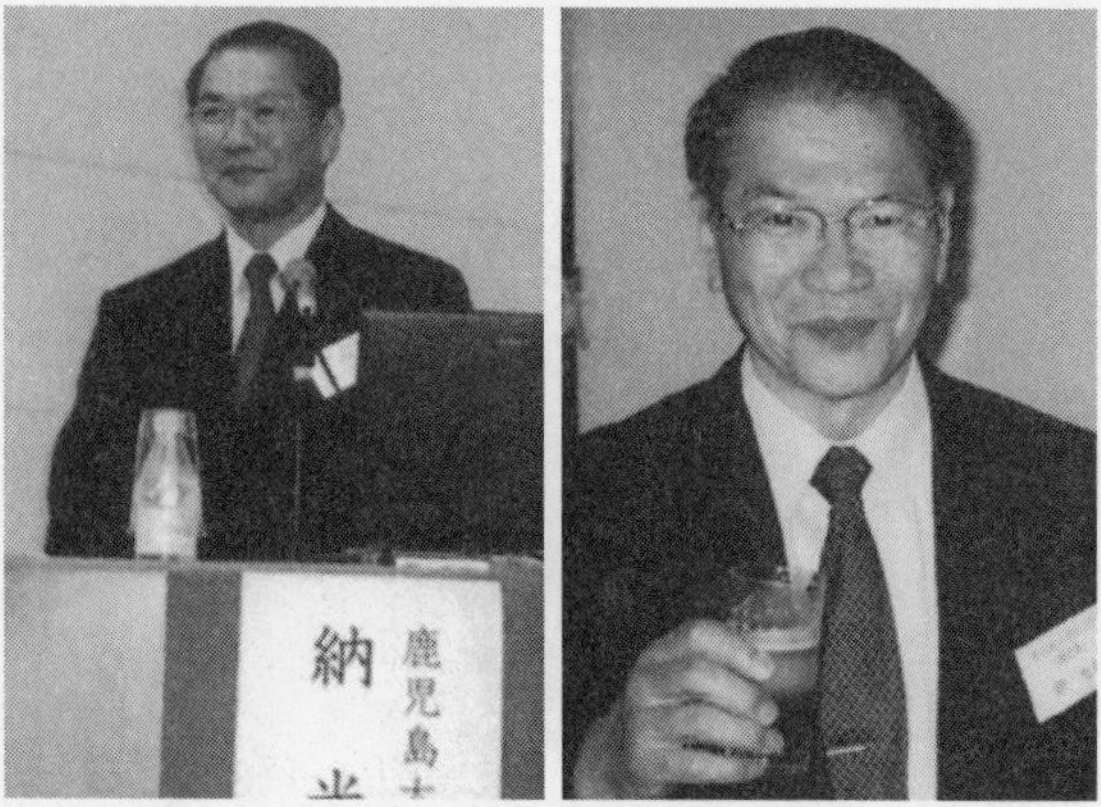

2003年第14回痛風研修会での私

「はじめに」でも書きましたが、私も以前は患者さんに、プリン体の多い食事やアルコールを控えるように言ってきました。ところが、今は、自信をもってこうお話ししています。

「ビールは痛風にとっていい点もあるので、お好きならやめないほうがいいですよ。食事も好きなものを食べてかまいません。ただ、太り過ぎないように体重の管理だけは気をつけてくださいね」

　実際に私もかなりのアルコール好きで、上の右写真のように痛風発作を体験してからもしっかりと飲んでいます。ちなみに、これは痛風発症から約二年後の二〇〇三（平成一五）年九月に、痛風研究会

（現・痛風財団）が主催して行った、年に一度の「痛風研修会」でのものです。

この研修会で私は全国から痛風の勉強のために集まってこられた約二〇〇名の医師を前に、「私の痛風闘病記」のタイトルで一時間の講演を行いました（前ページ左写真）。その右の写真は講演の後の立食の懇親会のときのもので、この研修会の座長やシンポジストをされたわが国屈指の痛風専門医の先生方から「患者の立場からの痛風の話はとてもよかった。尿酸値がこんなにも刻々と変化することを初めて知り驚いた」などのお褒《ほ》めの言葉をいただき、超ご満悦でしこたまビールを飲んでいる私です。

私自身がこうやって普通にアルコールを飲み、また食生活を楽しんでいるように、痛風患者の方も、もう痛風だからといって無理をして食事規制などをする必要はありません。

食事は私たち人間にとって、ただ飢えを満たすだけの行為というわけではなく、いろいろな料理を楽しむことができる、人生の中でも素敵な時間です。おもしろいことに、プリン体の多い食事ほど美食家の好むものが多いのです。痛風になったからといって、「食事規制、食事規制！」とせっかくの楽しみを削る必要がないということを、はっきり申したいと思います。

尿酸値の正常値を知っておこう

痛風患者となった私の最大の関心はやはり禁酒すべきか、それとも継続して飲酒するかということでした。この章では、尿酸値について説明するとともに、アルコールを飲んでも大丈夫だということを私の実体験から証明した話をいたします。

痛風は尿酸値が高くなってしまった状態が長く続くことで発症します。ですから痛風を防ぐには、尿酸値を正常値にコントロールしておく必要があります。とはいっても、尿酸値が〝高い〟〝低い〟と言う前に、まずは尿酸値の正常値や異常値というものを知っておかなければいけません。

尿酸値の上昇が痛風を引き起こすのならば、まだ痛風になっていない人も自分の尿酸値がどの程度なのか知りたいところでしょう。尿酸値は、確かに低いほうが健全なのですが、低過ぎてもいけません。一・五㎎／dℓ以下になると低尿酸血症となり、尿路に石ができてしまうこともあります。

一九九六（平成八）年に、国内でこの分野の中心にいる専門家による会議（コンセンサス・カンファランス）が行われました。

その結論として提唱された「6・7・8のルール」という痛風と尿酸値の関係について定められたルールでは、血清尿酸値が七・〇㎎／dℓ以上の場合に高尿酸血症であるとしています。

また、同ルールでは治療開始を考慮する基準を八・〇㎎／dℓ以上とし、治療の際、尿酸値のコントロール目標を六・〇㎎／dℓ以下としています。

これらの数字に由来して「6・7・8のルール」と呼ばれているのです。

その後、これを基《もと》にして細部がつめられ、二〇〇二（平成一四）年に『高尿酸血症・痛風の治療ガイドライン第1版』がつくられました。この治療ガイドラインでは、57ページのような高尿酸血症の治療方針を定めていますので、参考にしてください。

なお、二〇一〇（平成二二）年にガイドライン第2版が作成され、二〇一二（平成二四）年には追補版が作成されましたが、二〇〇二年の第1版以降に追加された薬剤が含まれた以外は、大きな変更はありません。

次ページの「6・7・8のルール」もそのままで、また94ページ図18の「高尿酸血症の治療方針」も変更はありません。

血液生化学検査結果の報告用紙には正常値とか標準値などが書かれていて、尿酸値の場合、男性で三・八〜六・五mg／dℓ、女性で二・四〜五・八mg／dℓなどと記載されていることがありますが、最新の基準は〇二年に完成した「ガイドライン」に示されているとおりですので、正常値は七・〇mg／dℓ以下と考えて、報告用紙の数値は参考程度にとどめておいたほうがいいでしょう。

ただ、ここで注意が必要なのは、この治療「ガイドライン」は可能なかぎりエビデンス（証拠）に基づいて作成されたものですが、必ずしも「ガイドライン」の言うとおりにしなければならないというわけではありません。

あくまで治療の基準であり、患者さんには個人差があるので、主治医とよく相談することが何よりも大事です（とはいっても、「ガイドライン」ではエビデンスに基づかない部分は、その旨をガイドライン中にしっかりと明記してあるので、極めて信頼できる公正な基準だと思います）。

「高尿酸血症・痛風の治療ガイドライン」が完成

本邦の痛風に関する学会は1977年に「尿酸研究会」として発足し、1989年には「日本プリン・ピリミジン代謝学会」になり、そして1999年に「日本痛風・核酸代謝学会」になって現在にいたっています。これまで勘と経験則、専門医の秘伝として行われていた痛風診療を学会として基準を作成することを目的にして、1996年に「コンセンサス・カンファランス高尿酸血症・痛風の治療指針」が開催されました。この会議で高尿酸血症・痛風の治療に対して、治療開始を考慮する基準を尿酸値が8.0mg/dℓ以上、高尿酸血症であるとみなすのを尿酸値が7.0mg/dℓ以上、治療において尿酸値のコントロール目標を尿酸値が6.0mg/dℓ以下として、それぞれの数字から「6・7・8のルール」と提言しました。

その後、この提言をもとに、日本痛風・核酸代謝学会は学会の総力を結集するかたちで「治療ガイドライン作成委員会」を結成し、その委員会の努力により2002年に「高尿酸血症・痛風の治療ガイドライン」が完成しました。

このガイドラインは限りなくエビデンス（証拠）に基づいて作成されており、世界的に類のないすばらしいガイドラインで、その後、臨床の現場で活用されています。

また、日本痛風・核酸代謝学会となる前の日本プリン・ピリミジン代謝学会でも7.0mg/dℓ以上を高尿酸血症とすることは確認されています。

血清尿酸値と尿中尿酸値の違い

そもそも尿酸値とはどのようにして測るのでしょうか。一般に尿酸値と言われているのは、正確には血清尿酸値のことです。血清の尿酸値ということですから、血液中（血清中）の尿酸の量を測った値です。

測定方法は、採取した血液を自動成分分析器によって血清と血球（血液はたんぱく質や脂質などからなる血清が五五％と赤血球、白血球、血小板からなる血球四五％で形成されています）を分離させてから、血清部分の尿酸の量を測定します。

尿酸値は、一dℓの血清中に尿酸が何㎎あるかを数値で示したもので、前項で紹介したように七・〇㎎／dℓ以上で高尿酸血症と判定されます。

血清尿酸値の他に、尿中尿酸値というのもあります。尿中の尿酸の量を測定して、腎臓《じんぞう》での尿酸の排泄《はいせつ》の働きを調べるものです。また、尿中尿酸量検査と、血清クレアチニン濃度検査によって、患者の痛風が排泄低下型か過剰生産型かを判定します。

この検査方法については、第三章124ページの「尿酸値の上昇タイプを調べる！」の項で詳しく述べます。

一日に排泄される尿酸の約七〇％（五〇〇mg）は腎臓で血液から濾過《ろか》され、尿に溶けて排泄されます。尿酸の量が増え過ぎると、尿に溶けきれない尿酸が腎臓に付着し、腎障害を引き起こすので危険です。

私の場合のアルコールと尿酸値

さて、尿酸値についての基本的な事項は理解してもらえたでしょうか。それではここから、私の体験によるアルコールと尿酸値の関係について振り返っていきたいと思います。

痛風になった直後は、足の痛みと、酒が飲めなくなる絶望感で、心身ともにまいってしまっていた私でしたが、すぐに頭を切り替え、「結局、これは神様が自分に与えてくれたチャンスではないか」と考えるようになりました。

そして、「痛風にかかってしまったが、患者になったと同時に専門医であるのだから、この際、痛風をよく調べる絶好の機会ではないか。まずは、生活習慣を変えたり、変えなかったり、禁酒したり、飲みまくったりと自分の体で実験しよう。それが済んでから、自分はお酒を飲むべきか飲まないべきかを判断しよう」と決めたのです。

痛風発作の直後の私は、やはり痛風の最大の原因はアルコールだと思っていました。

飲酒することで尿酸値が上がる、尿酸値の上昇が痛風を呼び起こす、というアルコールと痛風の深い関係は、すでに認められています。

ところが不思議なことに、実はどれだけ飲んだらどれだけ尿酸値が上がるのか、どの程度までなら飲んでいいのかという、しっかりとした日本人のデータはこれまで存在していませんでした。

それなら、専門医の私が、自分で新しいデータをとってみようと、痛風と積極的に向き合うようになったのです。

けれどもこの時点では、データをとるうえでそれほど明確な結論や目標があったわけではなく、とりあえず記録に残してみようという感じでした。

アルコールと尿酸値の関係

私は尿酸値を測るにあたって、ただ測るのではなく、わざと大量に飲酒したり、アルコールの種類を変えてみたり、逆に禁酒をしたり、いろいろ試しながら測ってみることにしました。そうすれば、アルコールの量と尿酸値の関係がはっきりとしたデータで残せると考えたからです。

下の図7を見てください。私の血液中の尿酸値の動きです。

痛風発作の最中（八月一一日〜一八日）は五・九mg／dℓと正常値を示しています。痛風発作は尿酸値が高くなった状態で起こるものですが、発作中は通常の尿酸値

図7：飲酒による尿酸値の推移

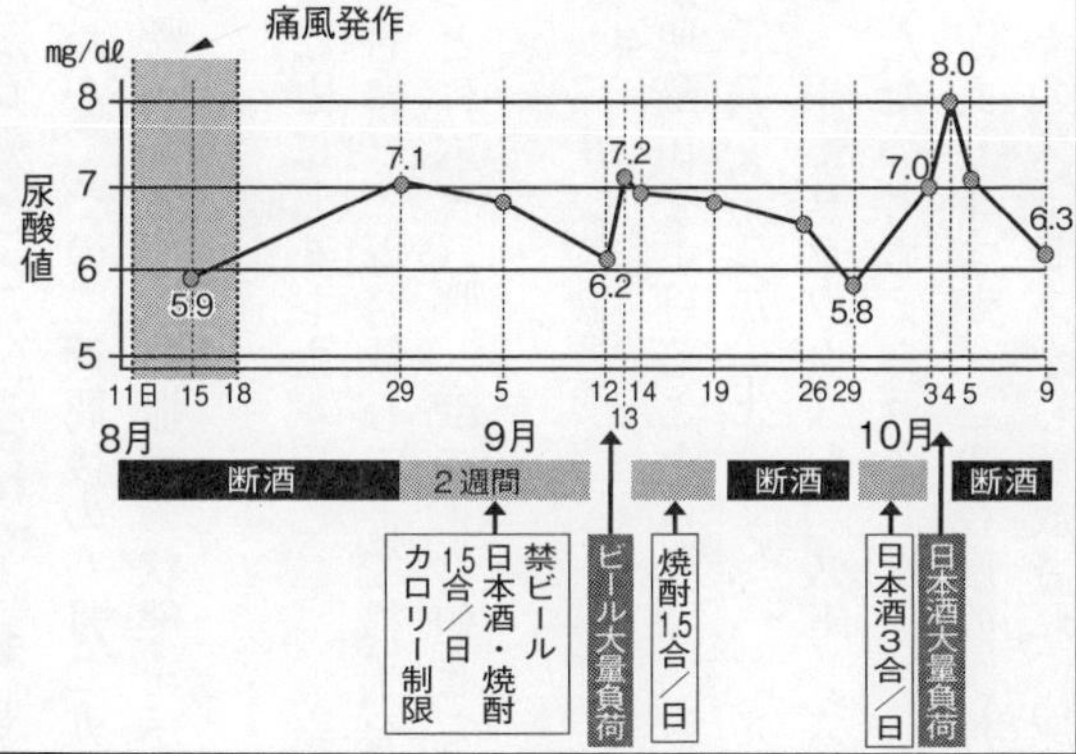

よりもむしろ一・〇～一・五㎎／dℓ程度低い値をとることが知られています。

私の場合も同様で、発作中は低値を記録しましたが、その二週間後の八月二九日には断酒をしているにもかかわらず、七・一㎎／dℓと高尿酸血症の状態を示すようになりました。

この日から、断酒を解禁し、実験を開始することにしました。

まずは、ビール以外の日本酒または焼酎《しょうちゅう》を一日に一・五合飲むことで様子を見ました。すると、二週間後には尿酸値がみごとに六・二㎎／dℓの正常値まで下がったのです。

アルコールを飲んだにもかかわらず、尿酸値は下がる――。

この結果をどう受けとめるのか。ストレスが尿酸値を上げることは動物実験による報告があるので、ヒトでも同じようなことがあると仮定すると、〝アルコールによる尿酸値上昇効果〟よりも〝アルコールでリラックスし、ストレス軽減による尿酸値減少効果〟のほうが勝っていたためと考えられました。

アルコール自体には尿酸値を上昇させる働きがありますが、この程度の少量のアルコールならば、逆に、飲酒したほうが日々のストレスから解放され、尿酸値が上昇する力を抑えて、より下がるであろうとの私の予測はみごとに的中したのです。

以上の理論はこの時点では予測の域を脱していませんが、いずれにしても少量の飲酒では尿酸値の上昇はなさそうに思われました。

大量のビールを飲んでみると……

最初の実験により、少量（一日一・五合程度）の日本酒、焼酎ならば尿酸値は上昇しないことがわかりました。

私はだんだん興味がわいてきて、九月一二日から一〇月九日までの一か月近くの期間にさらに四つの実験をして、それぞれ尿酸値を測ってみました（61ページ図7参照）。

①まず初めに、本気で大量のビールを飲んでみたところ、翌朝の採血で尿酸値は七・二mg／dℓまで上がっていました。

②次に、焼酎一・五合を九月一九日まで毎日一週間飲んだところ、ゆっくりと下がり、さらに断酒を九月二〇日から二九日まで一〇日間続けたところ、五・八㎎／dℓまで下がったのです。
③その次は、九月三〇日から日本酒を毎日三合、四日間続けて飲んでみたところ、七・〇㎎／dℓまで上昇しました。
④その後、今度は日本酒をしこたま飲んだ（六・五合）ところ、一〇月四日、八・〇㎎／dℓまで上がりました。
⑤それでまた一〇月五日から五日間断酒をすると、やはりまた六・三㎎／dℓまで下がったのです。

これらの実験の結果、わかったことは、アルコールを大量に飲めば上昇し、断酒すれば下降するということでした。

アルコールの量や飲み方に対して尿酸値がここまで素直に反応するとは、私自身、思っていなかったことです。

さらには、日本酒または焼酎を飲む量が、一日一・五合程度ならば下がり、日本酒を一日三合飲むと上昇するというように微妙な量の変化にまで尿酸値は敏感に反応しました。

尿酸値の素直な反応に私が驚いたのは、通常、痛風の患者さんは月に一回ぐらいしか尿酸値を測らないので、専門医である私もこれほどまでに尿酸値が動くものとは認識していなかったからです。

それが毎回、測るごとに尿酸値が敏感に上昇、下降を繰り返したので、驚くと同時に新しい発見と小さな感動があり、ますます実験が楽しくなりました（測定によるばらつきでないことを確かめるために同時に四回分採血し、それを保存して、異なる日に異なる検査センターでそれぞれ測定しても尿酸値は全く同じでした）。

アルコールが尿酸に変身する経過は二通り

アルコール飲料は、痛風と深く関《かか》わってきます。これは私だけでなく、一般に通ずる定義だと言えます。本章末のマススタディ（多人数を使った実験、86

図8：アルコールが尿酸になるまで

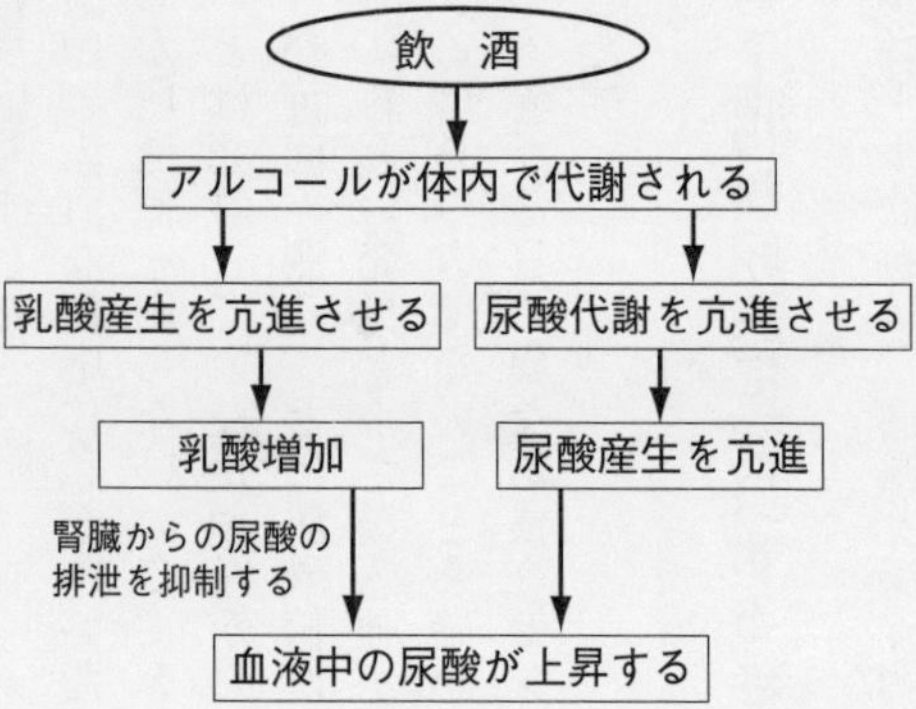
飲　酒
アルコールが体内で代謝される
乳酸産生を亢進させる
尿酸代謝を亢進させる
乳酸増加
尿酸産生を亢進
腎臓からの尿酸の
排泄を抑制する
血液中の尿酸が上昇する

図9：アルコール飲料中のプリン体濃度

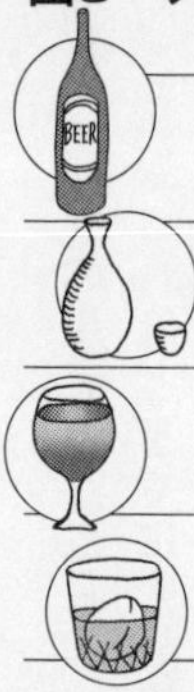

ビール大瓶１本（633mℓ）	32.4mg
日本酒１合（180mℓ）	2.2mg
ワイングラス１杯（260mℓ）	1.0mg
ウイスキー（80mℓ）	0.1mg

※焼酎はウイスキーとほぼ同じ濃度
※発泡酒はビールの４分の１の濃度

ページ）で、私の大学の学生に対して行ったアルコールと尿酸値の関係について実験の記録を掲載しておりますが、そこでもはっきりと飲酒が尿酸値の上昇を引き起こしていることがわかりますので、ご確認ください。

世間ではビールがいちばん多量のプリン体を含んでおり、とくに尿酸値に影響を与えると言われています。しかし、ビールに限らずどんなアルコールでも、飲むと尿酸値は一時的に上昇するのです。

アルコールが尿酸値を上昇させる要因は二つあり、一つはアルコールが途中で乳酸になり、乳酸が腎臓からの尿酸の排泄を抑制するために尿酸値が上がるということ。そしてもう一つは、アルコールが尿酸の代謝を促進させて尿酸値が上がるということです（右ページ図8を参照ください）。

しかし、実際には、後者は相当大量かつ継続的に飲んだときにしか発生せず、通常の飲み方をしている場合、ほとんどが前者の乳酸による排泄抑制と考えていいでしょう。

前述したように、ビールはプリン体が多く含まれているため痛風患者は避けたほうがよいと俗に思われているのですが、実は影響が大きいのはプリン体よりもアルコールそのものと言えます。

63〜65ページの実験をスタートしたころは、まだ私自身もビールに含まれるプリン体が気になっていました。

尿酸の元になるプリン体を含む量は、お酒の種類によってかなり違います。最も多く含まれているのはビールで、日本酒には少々、ウイスキー、ブランデー、焼酎などの蒸留酒にはほとんど含まれていません（66ページ図9）。

しかし、ビールにプリン体が多く含まれているとはいっても、ビール大瓶一本（六三三㎖）に含まれているプリン体の量は三二・四㎎しかなく、大瓶三本飲んでも一〇〇㎎ほどです。この程度なら一二〇〇㎎の尿酸プールへの影響をそれほど心配する必要などありません。

「ガイドライン」にも「一日の摂取量がプリン体として四〇〇㎎を超えないように指導するのが実際的ではないかと思われる」と記載されています。プリン体オフのビールが痛風患者にいいと宣伝されていますが、問題にすべきはアルコールの量そのものであって、ビールに含まれている程度のプリン体はさほど問題にならないと言えるでしょう。

図10：プリン体の多い食品と少ない食品
（100g中に含まれる総プリン体表示）

極めて多い (300㎎〜)	鶏レバー　マイワシ干物 白子 あんこう肝酒蒸し カツオブシ　ニボシ 干し椎茸 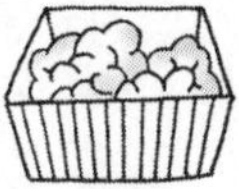 白子
多い (200〜300㎎)	豚レバー　牛レバー カツオ　マイワシ 大正エビ マアジ干物 サンマ干物 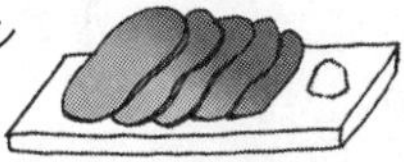 レバー
少ない (50〜100㎎)	ウナギ　ワカサギ 豚ロース　豚バラ 牛肩ロース　牛肩バラ 牛タン　マトン ボンレスハム　プレスハム ツミレ　ほうれん草 カリフラワー 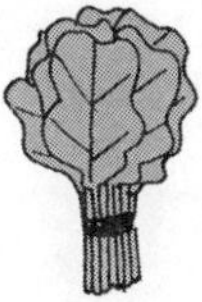 ほうれん草
極めて少ない (〜50㎎)	コンビーフ　魚肉ソーセージ かまぼこ　焼きちくわ　さつま揚げ カズノコ　スジコ ウインナーソーセージ　豆腐 牛乳　チーズ　バター　鶏卵 とうもろこし　じゃがいも さつまいも　米飯 パン　うどん　そば 果物　キャベツ トマト　にんじん 大根　白菜　ひじき わかめ　こんぶ 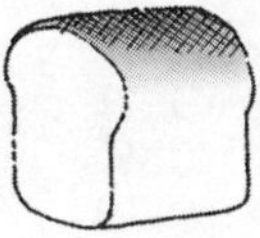 パン

（『高尿酸血症・痛風の治療ガイドライン第1版』メディカルレビュー社より）

ちなみに、「ガイドライン」に示されている食品のプリン体の量に関する表（前ページ図10）にビールを当てはめてみても、鶏レバーが一〇〇g中に三〇〇㎎以上のプリン体を含んでいるのに比べて、ビール一〇〇gにはわずか五㎎ですから、この表の中の「極めて少ないグループ」と比べても、とくにプリン体が少ないと言えるのです。

ビールに関してもう一つ重要なポイントは、日本酒やワインなどのアルコール飲料よりもアルコール濃度が薄いので、同じ量を飲んでも水分がより多く摂取されるため、その分、尿量が多くなり、痛風の合併症の一つである尿路結石の予防になるということです。

このことは、これまでプリン体に配慮するあまり、なおざりにされていたように思いますが、ビールは実は善玉としてもっと強調されるべきであると、今は考えています。

補足ですが、前ページの図10に「極めて多い」「多い」に分類されている干し椎茸《しいたけ》やサンマの干物などの干物類は、乾燥させて軽くなっているので一〇〇g中のプリン体が多くなっていますが、水分を含んだ生椎茸、サンマ自体はプリン体はむしろ少ない部類ですから、「椎茸はプリン体が極めて多いのか」などと勘違いしないようにしてください。

以下に、アルコールと尿酸値の関係をまとめます。

その一　ビールは他のアルコール飲料に比べればプリン体を多く含んでいるが、しかし大した量でなく、ビールが痛風によくないというのは間違い。むしろ、尿量が増し、尿路結石をつくりにくくするなど、いい点もある。プリン体含有量ではなく、アルコールの含有量を問題にすべき。

その二　少量のアルコール（日本酒に換算して一日一・五合以内）なら、ストレスを解消することによりむしろ尿酸値を下げる。

その三　日本酒に換算して一日三合程度のアルコールは腎臓からの尿酸排泄を抑制するため、尿酸値は上昇する。

その四　日本酒に換算して四合以上のアルコールを連日飲み続けると、尿酸排泄の抑制に加え、体内での尿酸の産生をも促進させるので、尿酸値はさらに高い値を保つようになる。

以上がここまでわかったアルコールと尿酸値の関係です。アルコールは、日本酒に換算して一日一・五合以内ならば尿酸値を上昇させないということがポイントです。

話は少しそれますが、この日本酒一・五合以内という数字は脳卒中の発症率においても一つの区切りとなるようです。過度の飲酒は血圧を上げますが、少量の飲酒は脳卒中の発生を抑える役割を持つ善玉のコレステロール（ＨＤＬ）を増加させる作用があります。

図11：許容範囲のアルコール量（1日）

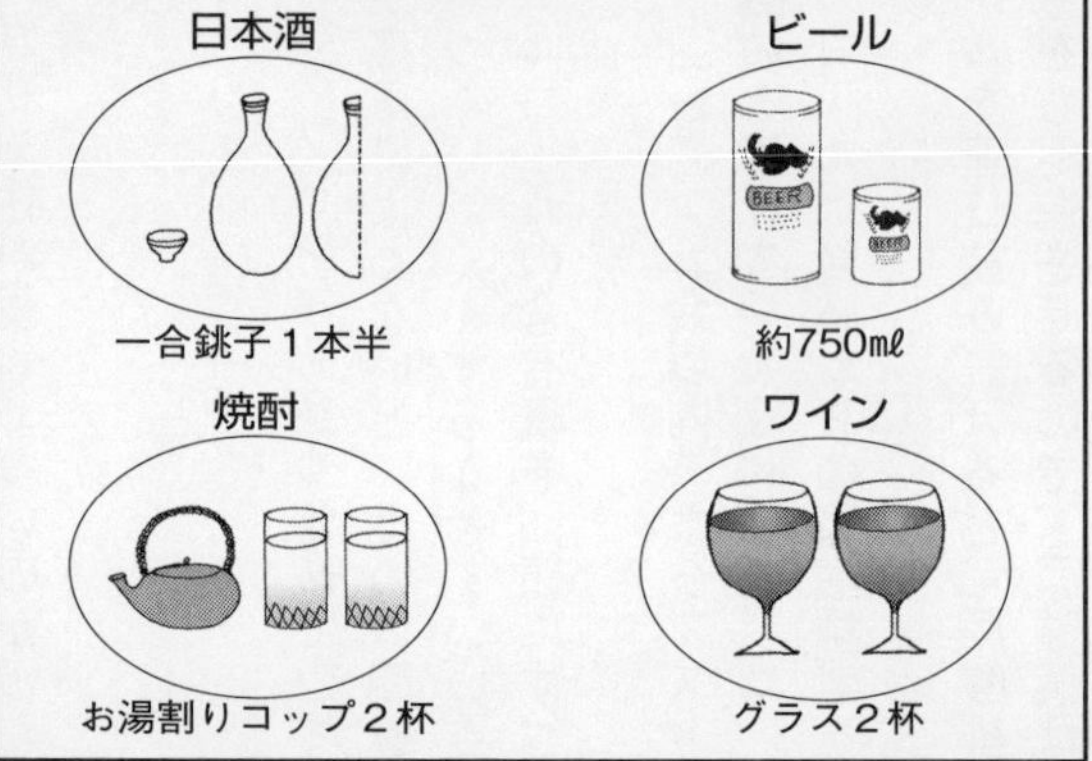

九州大学第二内科が福岡県久山町《ひさやま》において長期にわたって行ってきた研究によると、一日に日本酒に換算して一・五合以上を飲む人は、全く飲まない人と比べて脳出血の発症率が飲酒量とともに増加し、また一・五合以下を飲む人は、全く飲まない人と比べると脳卒中の発症率に低下が見られたそうです。

単純に一・五合以下ならばいいとは言えませんが、一つのキーワードとして日本酒一日一・五合以下と覚えておいてください。

研究会で実験の発表を決意！

アルコールと尿酸値の関係は、理解していただけたかと思います。しかし、自分が痛風になったのはアルコールだけが原因だと考えていた私に、〝待った〟をかける事態が起こったので、そのことについてお話しします。

痛風の実験を続けているときに、私の活動拠点である鹿児島で毎年行われている、生活習慣病研究会という、糖尿病、動脈硬化症、痛風などの生活習慣病に対する研究発表を行う会合日が近づいてきたのです。

これは私のここまでの実験の結果を公表するいい機会だと思い、二か月間の研究によって得られた尿酸値とアルコールの関係を発表することにしました。

私が当初、考えていた発表内容は、①血中の尿酸値はアルコールの量にみごとに反応して上下する。また、②日本酒一・五合ほどの量ならば毎日飲酒しても正常値を維持することが可能、という二点で、この研究結果を胸を張って発表しようとしたのです。

けれども、発表を決意したのが二〇〇一（平成一三）年一〇月一〇日前後で、研究会が一一月二日と、当日までまだ、三週間ほど期間がありました。

研究会で「適量のアルコールならば、飲酒しながら尿酸値を安定的に保つことができる」という結論を発表するためには、断酒後にあたるこの三週間は尿酸値を正常値に安定させておかなくてはいけません。

発表を決意したときは、一〇月三日に行った「大量飲酒」実験の後の「断酒」の最中だったので、一一月二日の研究会までの三週間のプランとしては、初めの二、三日はそのまま断酒し（尿酸値をさらに下げてから図12にあるように一〇月一一日に五・八㎎／dℓと期待予想値を置いた）、その後、尿酸値が上がら

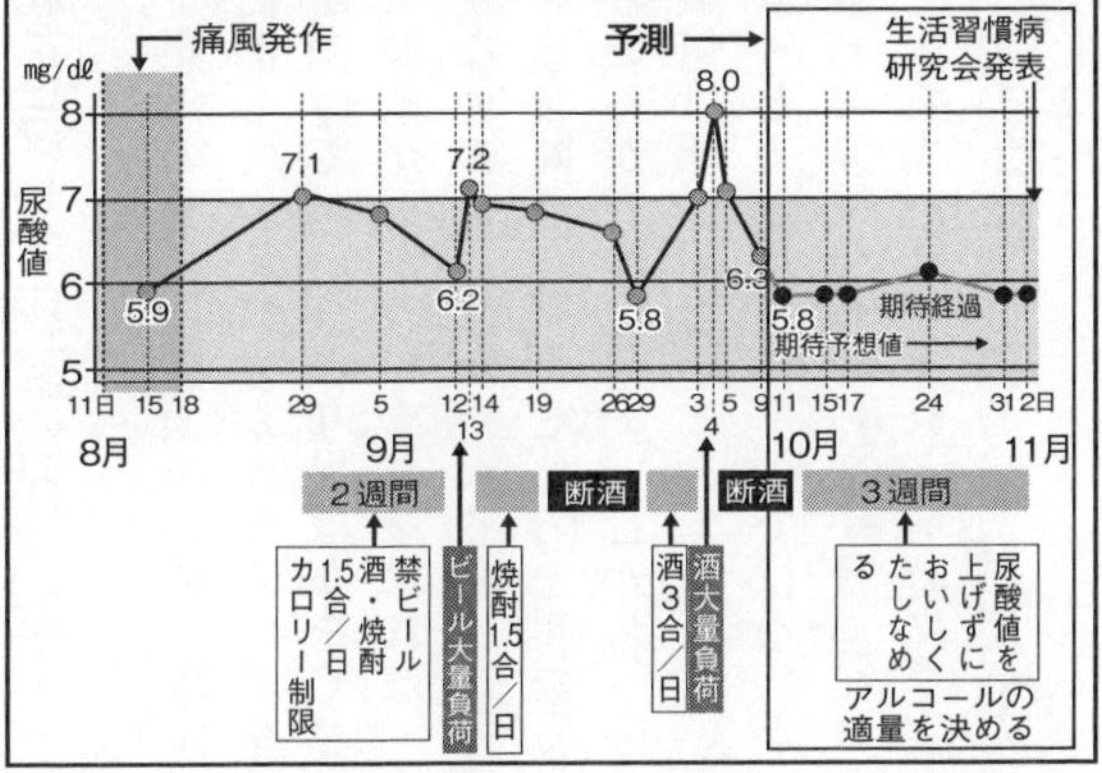

図12：生活習慣病研究会までの尿酸値の推移と予測値

ない程度にアルコールを適量飲んでいけばいいと考えていました。

　うまくいくという自信がありましたし、私はこの実験の結果を早く発表したくて研究会が楽しみでなりませんでした。

　けれどもこの後、私は研究会発表までの三週間の間に、尿酸値の予想外の動きに大いに振り回されてしまいます。

　順調に進んでいた研究によって浮かれていた私は、まさか実験の歯車が狂い、自分の思いどおりに尿酸値がコントロールできない苛立《いらだ》ちに悩まされるとは、このときには想像もつかなかったのです。

予想に反して尿酸値が暴走！

予想外の動きは断酒を始めてすぐに起こりました。断酒しているにもかかわらず、全く尿酸値が下がらなくなったのです。研究会に向けて、いきなり出ばなをくじかれてしまいました。尿酸値が下がってくれなければ、少量だとしてもアルコールを飲むわけにはいかないので、しかたなく私は二、三日だけという当初の予定を引き延ばして、そのまま断酒を続行せざるを得なくなりました。

ところが、一〇月一一日から一〇月一九日まで一週間以上断酒を続けたのに、尿酸値は下がらないままでした。いや、下がらないどころか、むしろ平均値はちょっと上がっているのではないか、という感さえあります。

最初の痛風発作から二か月あまりの間、順調に進んできた私の研究もここで壁にぶち当たり、それと同時に発表会間際まできて、これまで確認できたアルコールの量と尿酸値の比例の関係が崩れてしまったわけですから、ほとほと困ってしまいました。

しかし、首をかしげてばかりいてもしょうがありません。断酒に対して尿酸値が下がらなかった何かしらの原因が必ずあるはずです。頭を落ち着かせながら、もう一度状況を整理し直してみることにしました。

一般的に考えられる、尿酸値上昇の原因となる要素の一つ一つに、当時の自分の生活習慣が当てはまるかどうかという作業を繰り返した結果、どうやら「これが犯人ではないか」と思われる一つの結論にたどりつきました。

出た答え、それは〝ストレス〟です。

ストレスが尿酸値上昇の原因⁉

振り返ってみると、実はこの時期、私は鹿児島大学医学部附属病院の病院長の職務の中で強いストレスを感じていました。

今から考えれば、尿酸値が下がらなかったからといって、そのまま断酒を続けていないで、毎日一・五合のお酒でも飲んでいれば、ストレスがちょうどよく緩和され、尿酸値も下がったかもしれません。けれども、ストレスが尿酸値に与える影響をそれほど考慮していなかった私は、密《ひそ》かに強まっていったストレスに目を向けることもなく、断酒を頑《かたく》なに守っていたのです。

とはいっても、この時点で尿酸値が下がらない原因を病院長という職務からくるストレスだけと決めつけるのは、少々安易だったかもしれません。

ところが、直後に起きた出来事が、私にストレスと尿酸値の関係をより強く認識させることとなったのです。

断酒しているというのに一週間以上経《た》っても期待どおりには尿酸値が下がらず、悩んでいた一〇月二〇日のことでした。この日は土曜日で、私がとても楽しみにしていた病院長杯ゴルフ大会が開催される予定でした。ちなみにこの日の前日、一〇月一九日の尿酸値は六・九㎎／dℓとやはり少し高めで、下がってこない尿酸値にイライラしながらも、久しぶりのゴルフを思いっきり楽しんでやろうと考えていました。

当日を迎え、せっかくだからゴルフの運動による尿酸値の変動を測ってみたいと考え、私は朝五時と終了後の午後五時に採血をすることにしました。すると、驚いたことに、朝五時の尿酸値が八・一㎎／dℓと前日の朝と比べ一・二㎎

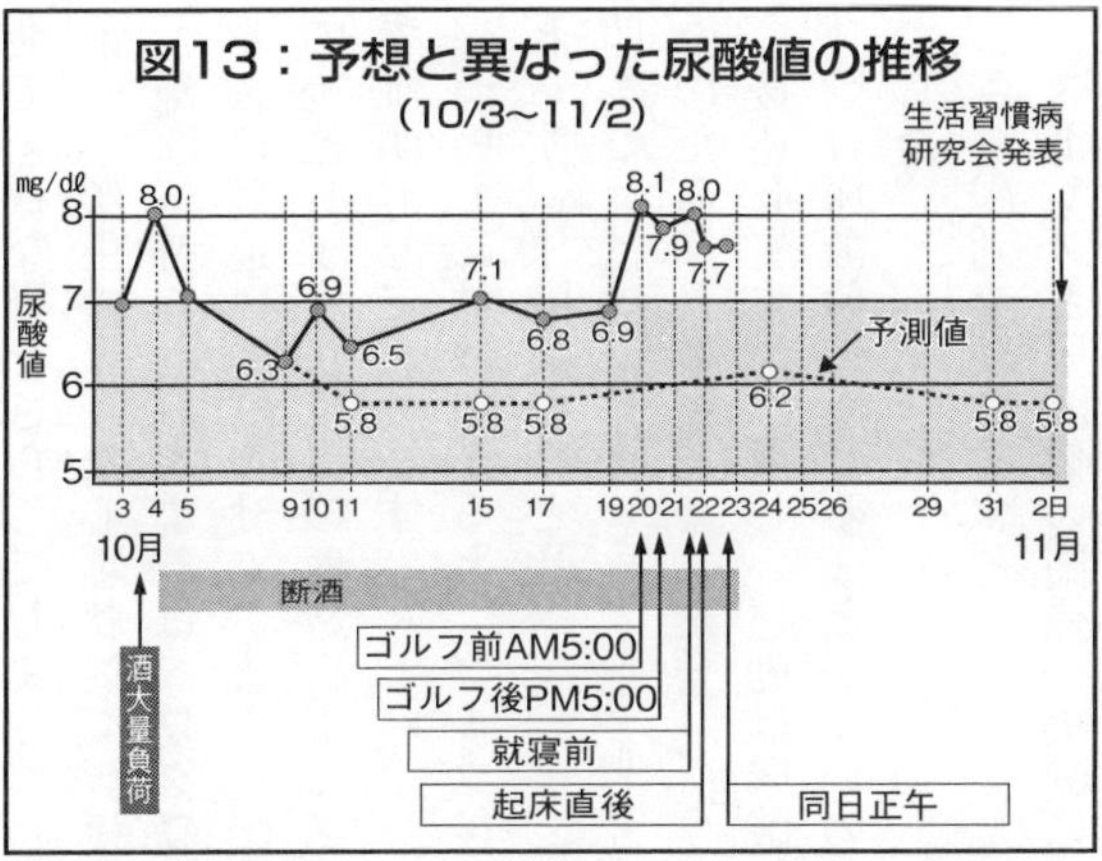

図13：予想と異なった尿酸値の推移

／dℓも上昇していました。

採血した時間はゴルフを始める前の早朝だし、前日はゴルフの練習も全くできなかったので、運動による影響は考えられません。また、断酒中ですからアルコールは一切関係ありません。

しかし、これをストレスによる尿酸値の上昇だと考えれば説明がつきます。というのも、前日の夜はいつもの夜と違って興奮気味でなかなか寝付けませんでした。私はゴルフが非常に好きで、日ごろからこの病院長杯を楽しみにしていました。それにもかかわらず、〝仕事に追われて練習ができない〟〝頑張らないと病院長の名前がかかった大会で無様な姿をさらしてしまう〟と期待と不安が混じり合った、まるで運動会前の小学生のような心理状態で、ほとんど眠れないまま朝を迎えたのです。

嫌な気持ちというよりは、ワクワクすることで生じたストレスですが、ストレスには違いありません。また、章末コラム（マススタディその二、88ページ）で後述しますが、この興奮によるストレスと尿酸値上昇の関係はマススタディで証明もしております。

ついでに付け加えると、ゴルフ後の夕方に測った採血では、運動後にもかかわらず、尿酸値が朝と比べて〇・二㎎／dℓ下降していました（79ページ図13参照）。これは、自分にとってゴルフは軽い有酸素運動だから、尿酸値が下がったのだろうと推察しました。

後述しますが、激しい運動は尿酸値を上昇させます。ところが、軽い有酸素運動は尿酸値を上げることがないのです。そのことを身をもって実感した瞬間でした。

さて、話を続けます。

ストレスと尿酸値の関係が実験により徐々に明らかになり始めてからも、私

図14：生活習慣病研究会までの尿酸値の推移
（ぎっくり腰・疼痛・不眠）

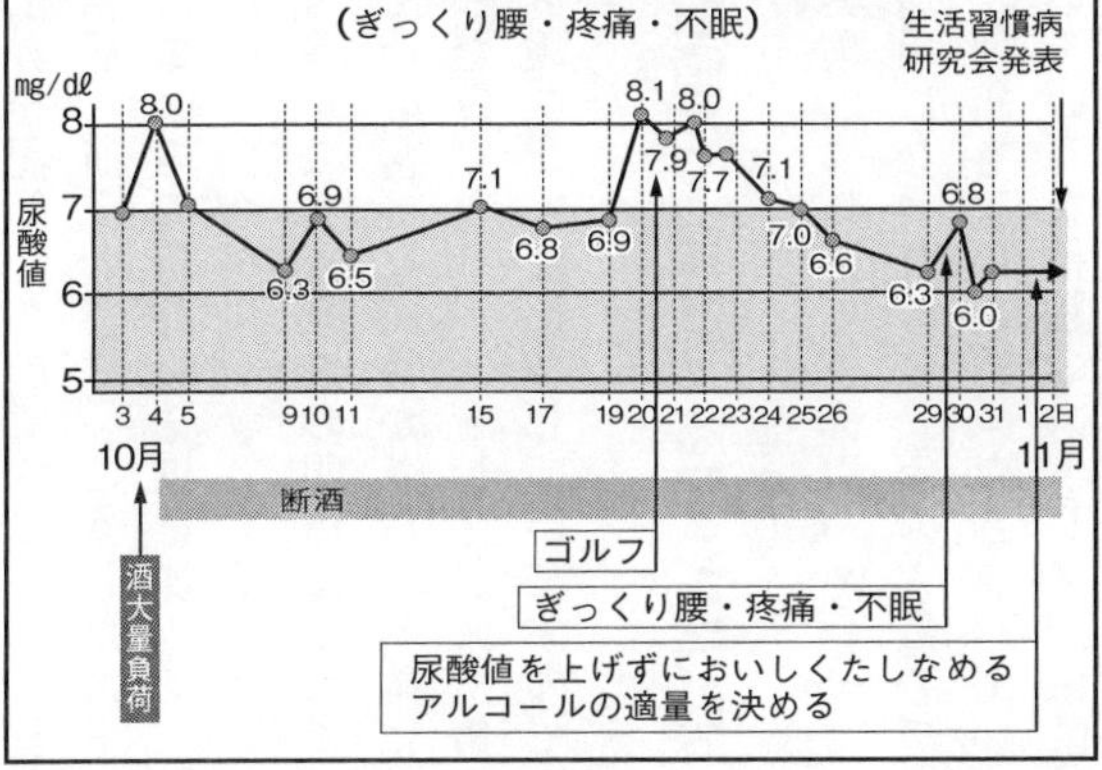

はそのまま断酒を続けました。そして一〇月二九日までに六・三mg／dℓまでに尿酸値を落とすことができました。ようやく尿酸値が下がってきたと少しホッとしていると、ここで天がまたもや私に実験機会を与えてくれました。なんと、ぎっくり腰による腰のあたりの背部の激しい痛みと、そのための不眠というダブルショックが私を襲ったのです。

私は痛みにへこたれそうになりながらも、こういう場合に尿酸値が上がるのか、それとも上がらないのかを調査するべく、痛みをこらえながら尿酸値を測りました。すると、〇・五mg／dℓ

の上昇を記録したのです（前ページ図14参照）。

結局、研究会では、こうしたストレスによって尿酸値が上昇するという尿酸値についての新たな知見を加えて、以上のことを無事に発表するに至ったのです。

ストレスと尿酸値の関係はこれまでも言われていましたが、今回の私のケースでその密接な関係がさらに明確になったと思います。アルコールと尿酸値の関係だけでなく、ストレスと尿酸値の関係についてもボランティアを対象とした実験を章末に掲載していますので、そちらも参考にしてください。

尿酸値を上昇させる三つの要因

実験により、アルコール、そしてストレスの尿酸値への影響が確認できました。痛風になったのは長年の大量のアルコール摂取が尿酸値を押し上げ、その状態が何年も続いた結果だと思っていましたが、ゴルフ、ぎっくり腰、不眠などのいろいろな種類のストレスが尿酸値に与える強い影響も確認できました。

今ではむしろ、尿酸値のコントロールにはアルコールだけでなくストレスも同じように重要なものだと思っています。アルコールの量に関係なく、ストレスは尿酸値に影響を及ぼすからです。

尿酸値をコントロールするには、まずストレスをなくしたうえで、それからアルコールの量を制限したほうが効果的、ということです。

痛風は生活習慣病と言われるように、現代人の食生活、運動不足、ストレス、飲酒などの生活習慣が、その発症や進行に大きく関与する病気です。

私の生活習慣を見直してみると、やはり、アルコールを含めて以下の三つの生活習慣を、痛風の要因としてあげることができました。

1　アルコール
2　ストレス
3　体重増加

以上の三つの要因は、私だけでなく、痛風患者一般に共通するものです。

「アルコール」「ストレス」についてはここまで紹介してきたとおりですが、「体重増加」も痛風を呼び起こす原因となるのです。体重増加、すなわち〝肥満〟は、痛風（高尿酸血症）だけでなく、高脂血症や糖尿病、高脂血症など他の生活習慣病の原因にも必ず顔を出してくるので要注意です。

他にもある痛風の原因

その他にも、尿酸値を上昇させる要因として考えられる要因がありますのでまとめておきます。

●遺伝的な要因

病気は遺伝的素因に環境からの影響が加わって発病します。痛風の場合にも遺伝的体質が関連します。痛風の患者さんの約二割に父親や伯・叔父、従兄弟《いとこ》の中に痛風を患っている方がおられ、その場合は、痛風になりやすい遺伝的な体質にその他の要因が重なって生じたと言えます。残り八割の患者さんは遺伝的体質とは無関係で、生活習慣のために起こったと考えていいでしょう。

●運動

激しい運動は尿酸を増加させます。人間は生活に必要なエネルギーを、エネルギー源であるATP（アデノシン三リン酸）を分解、再合成しながらつくっていますが、激しい運動はこのサイクルを加速させ、一部をプリン体に変え、尿酸値を一時的に上昇させます。軽い有酸素運動であれば、尿酸値を上げることなく減量や代謝をよくすることができるのでお勧めです。また、発汗や下痢《げり》で脱水状態になったときには、血清尿酸値は上昇します。

●他の病気の影響

腎機能が低下したり、血液の病気になったりすると、尿酸値が上がることがあります。悪性腫瘍《しゅよう》が原因で高尿酸血症になることもありますので注意が必要です。

●薬剤の影響

薬剤の中には、以下のような尿酸値を上昇させるものがあるので注意してください。

・サイアザイド系降圧利尿薬（フルイトランなど）

・ループ利尿薬（ラシックスなど）
・喘息《ぜんそく》の治療薬のテオフィリン（テオドールなど）
・結核治療薬のピラジナマイド（ピラジナミドなど）
・少量のアスピリン（小児用バファリンなど）

その他、薬剤ではありませんが、健康食品と言われるものの中に、核酸成分を大量に含むものがあります。そういうものを毎日食べ続けると尿酸値が高くなることがありますので注意してください。

章末コラム

マススタディ（多人数を使った実験）で痛風を分析

私のケースではアルコール、ストレス、運動で尿酸値が変動しましたが、この変動が私だけの出来事ではなくて、誰にでも起こる現象であるかどうかを検証する必要がありました。そこで、以下のマススタディを行いました。

図15：ボウリング（5ゲーム）と飲酒（大量）前後の尿酸値

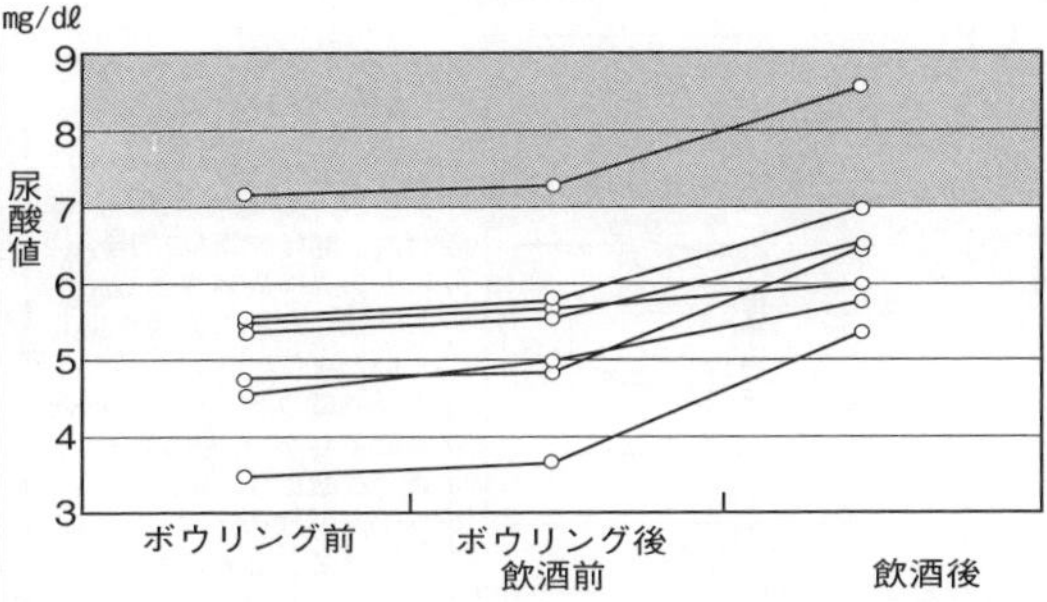

平均値 5.2　平均値 5.4　平均値 6.5mg/dℓ

◆マススタディその一

医学部男子学生（二三〜二六歳）の希望者七人を対象に、ボウリングを五ゲーム続けてやってもらい、その前後に計二回採血しました。その後、引き続き四時間にわたって、事故が起こらないようにと配慮した万全の態勢のもとで、ビールと焼酎を飲める限界まで飲んでもらい、全員から採血しました。

その結果、上の図15に示すように、ボウリングの前に比べて後には、全員例外なく尿酸値が上昇し、上昇の平均値は〇・二mg／dℓでした。引き

図16：ゴルフ（18ホール）前後の尿酸値

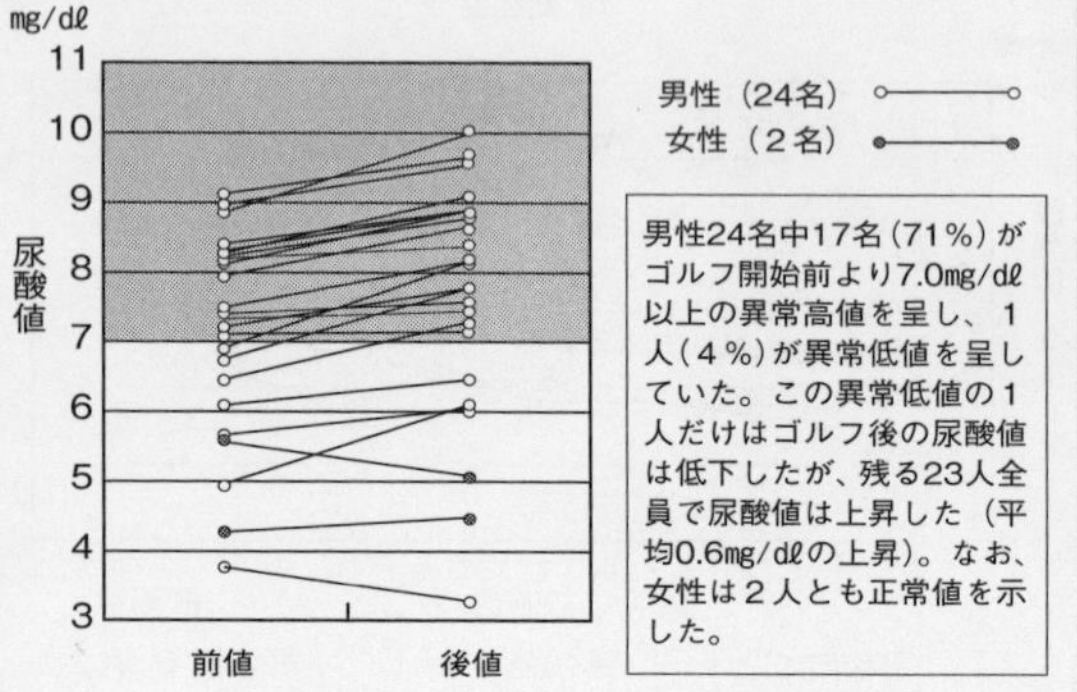

男性24名中17名（71％）がゴルフ開始前より7.0mg/dℓ以上の異常高値を呈し、1人（4％）が異常低値を呈していた。この異常低値の1人だけはゴルフ後の尿酸値は低下したが、残る23人全員で尿酸値は上昇した（平均0.6mg/dℓの上昇）。なお、女性は2人とも正常値を示した。

続く飲酒の後でも全員例外なく上昇し、上昇の平均値は一・一mg／dℓとボウリングの上昇の五倍以上でした。おもしろいことに、63～65ページに紹介した実験において私が思い切り飲酒（日本酒六・五合）した場合には前日に比べて尿酸値がほぼ一・〇mg／dℓ程度上昇していましたが、それとこの結果がみごとに符合したのです。すなわち、私の体が特殊だというわけではなかったことが証明されました。

◆マスタディその二

納《おさめ》杯（私の名前に由来していま

図17：平常時とゴルフ（18ホール）前後の尿酸値

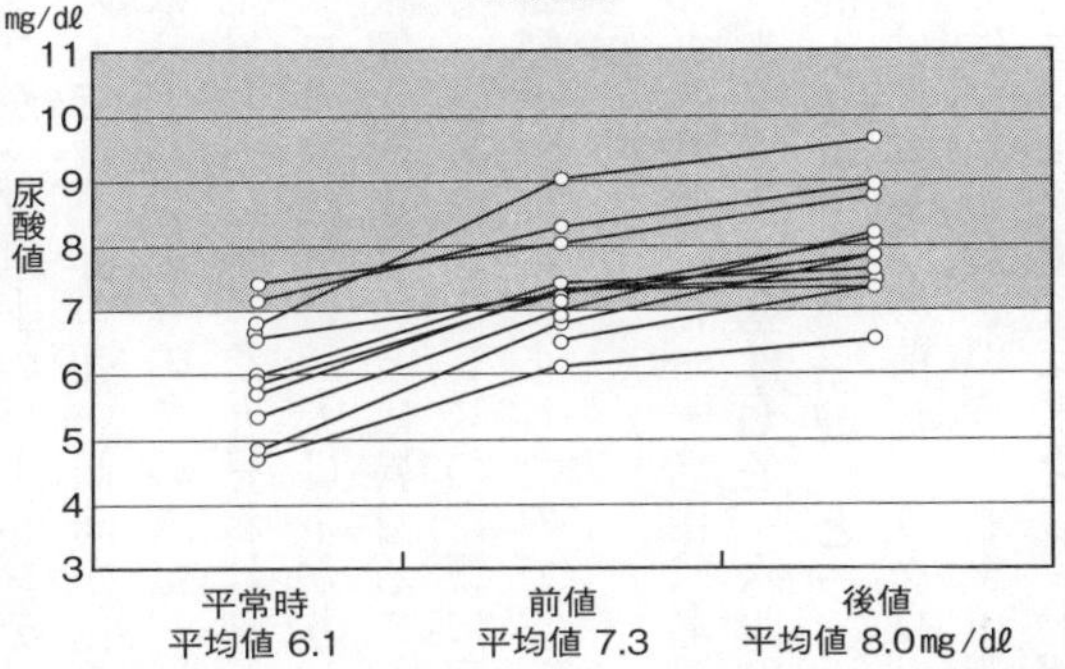

すが）という、年に一度私の教室で行っているゴルフ大会で参加者の中からボランティアを募り、ゴルフの前後に採血し、尿酸値を測りました。男性二四名、女性二名がスタディに希望参加してくれました。

その結果を図16に示します。男性二四名中なんと一七名（七一％）もの多くの人がゴルフ開始前に七・〇mg／dℓ以上の高値を記録し、一名（四％）が異常低値を示しました。男性二四名中、この異常低値の人だけはゴルフ後の尿酸値は低下しましたが、残る二三人は全員が上昇しました。おもしろいことに私を含めハンディキャップが一五以下のローハンディキャップの人は上昇がわずかで、一六以上の人では上昇が強い傾向が見られました。

やはり、ハンディの多い人は、ゴルフ中の運動量が多いために尿酸値がより上昇してしまったと思われました。また、女性の二名はいずれも正常値で、ゴルフ後では一人は下がり、もう一人も上昇はわずかで、やはり女性の尿酸代謝は男性とは異なることをうかがわせました。

さて、懸案のストレスの影響に関しては、男性二四名中一一名に平常時の採血結果が得られましたので、前ページの図17に平常時とゴルフ前後の結果を示してあります。

なんと平常時には一一名中二名（一八％）のみが異常値を記録しましたが、ゴルフの前の朝は七名（六四％）が異常高値を示し、平均値も六・一mg／dℓから七・三mg／dℓへと一・二mg／dℓも上昇していました。

これは、ゴルフの前夜、ワクワクし過ぎてアドレナリンが出るのは、私だけではなかったということを予測することができます。ちなみに、この一一名はゴルフ後には平均〇・七mg／dℓの尿酸値の上昇が見られました。

第三章

辛くない痛風治療とは

怖いのは痛風より高尿酸血症

痛風治療について説明する前に、もう一度確認しておきたいことがあります。それは、痛風が高尿酸血症の状態（尿酸値七・〇mg／dℓ以上）が続いた結果、発症するということです。

痛風の発作は、痛いとはいえ一週間から一〇日で治まります。しかし、高尿酸血症はそのまま続きます。そして、知らず知らずのうちに腎《じん》障害などの内臓障害（151ページ参照）が進行してしまいます。

ですから、本当に怖いのは痛風発作ではなく、高尿酸血症です。痛風発作は火災報知機みたいなもので、高尿酸血症による内臓障害への警報と考えるべきなのです。

高尿酸血症は困ったことに無症状ですし、また、腎障害などの内臓障害も無症状であることがほとんどです。そのため、自分で判断することはできません。48ページの「痛風に注意！　危険度チェックシート」で自分が危険だと判断した人は、検査を受けて自分の尿酸値を知ることが大事です。

痛風・高尿酸血症の治療は、薬を使う薬物治療であろうと、薬を使わない生活習慣の指導であろうと、尿酸値が高い状態である高尿酸血症を正常値まで落とし、その後その正常値を維持するという方法が中心となります。治療の目的は尿酸値を安全圏にコントロールし、痛風・高尿酸血症が引き起こすさまざまな病気を予防することです。

最新の痛風治療基準

前作は、二〇〇二（平成一四）年に作成された『高尿酸血症・痛風の治療ガイドライン第1版』に準拠する形で執筆しましたが、二〇一〇（平成二二）年にガイドライン第2版が作成され、二〇一二（平成二四）年には追補版が作成されました。とくに、痛風の治療基準は大幅な改定となりました。従いまして、本書もガイドラインの改定に準拠する形で大幅に改訂いたしました。

また、新しい薬も登場したのでそれらもできるだけ紹介いたします。

図18：高尿酸血症の治療方針

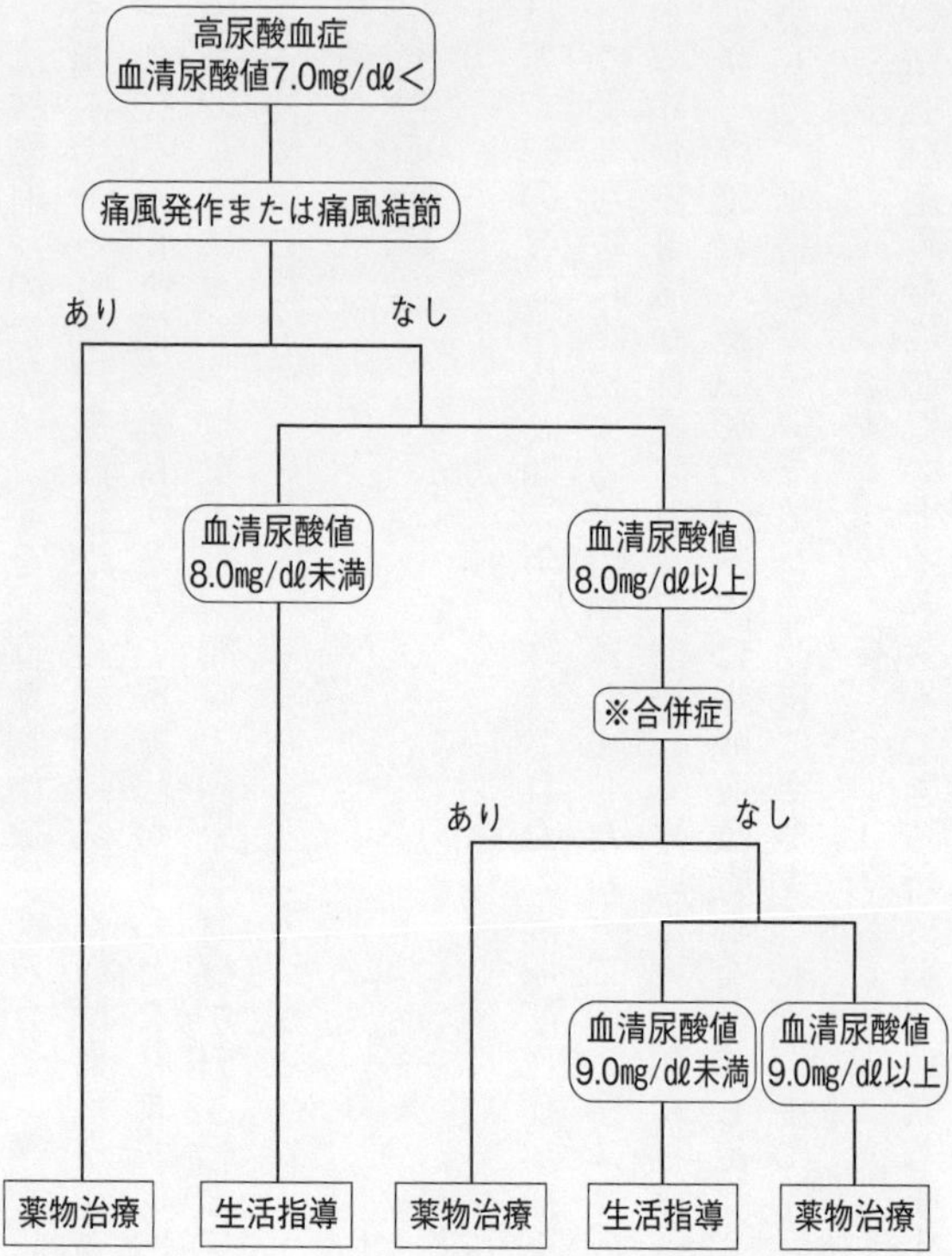

※腎障害、尿路結石、高血圧、高脂血症、虚血性心疾患、耐糖能異常など

（『高尿酸血症・痛風の治療ガイドライン第1版』メディカルレビュー社より）

ただ、診断基準に関しては二〇〇二年のガイドラインから大きな変更はなく、右ページの図18の「高尿酸血症の治療方針」も変更はありませんでした。

第二章では、尿酸値の推移について、私自身の体を使った実験を中心に見てまいりました。私はアルコールと尿酸値の関係を調べるために、アルコール制限、ストレス緩和などに重点を置いて、極力、薬の力に頼らないで尿酸値を下げて痛風を治そうとしましたが、本来、痛風はアルコール制限と同時に、薬による治療を行います。

痛風治療の「ガイドライン」では、痛風の治療方針を図18のように定めており、痛風発作があった場合には即薬物治療となります。

尿酸値が七・〇㎎／dℓ以上八・〇㎎／dℓ未満の場合で、痛風発作がなければ薬を使わずに生活習慣を見直すように指導します。

八・〇㎎／dℓ以上九・〇㎎／dℓ未満で合併症がある場合は薬物治療、なければ生活習慣を指導します。

合併症のあるなしに関係なく九・〇㎎／dℓ以上あれば薬物治療を行います。

もちろん、前述したように「ガイドライン」はあくまで診療基準なので、実際に治療にあたるときは主治医とよく相談してください。

痛風発作の応急処置

さて、薬による治療の説明に入る前に、痛風発作が起こったときに、発作を抑えるための緊急的な対処法についてひと言触れておきましょう。

痛風の発作は何の前触れもなく突然起きることがほとんどです。次のような対処法を覚えておくといいでしょう。

(1)まず、患部を冷やす(このとき、発作の起こった関節を安静にすること。マッサージなどはしてはいけない)。
(2)お酒も尿酸値が下がるまでは我慢しましょう。
(3)バファリンなどのアセチルサリチル酸(アスピリン)は、たくさん飲むと発作がひどくなってしまうので、使わないほうがよいでしょう。解熱剤として処方された坐薬《ざやく》があれば、それは使っても大丈夫です。

(4)そして、できるだけ早く医師に診《み》てもらうことが大切です。

痛風の薬物治療は二段階

いよいよ、薬物治療についての説明です。痛風の薬物治療は、基本的に二段階に分けることができます。

▼第一段階…痛風発作の治療。痛風発作による激痛を抑える応急処置的な治療のことです。激痛をやわらげるために薬物治療を行います。また、後述しますが、発作が起きたときの治療とは別に、発作の前兆が見られるときにも薬を服用します。

▼第二段階…尿酸値をコントロールするための治療。痛風発作が治まったら、次は尿酸値を正常に維持させるための治療が始まります。尿酸値をコントロールする薬には二種類あるのですが、そのことについ

ても後述します。

まずは第一段階に対する処置を見ていきましょう。

痛風発作に対する治療薬

痛風治療は発作をきっかけにスタートするケースがほとんどです。発作が起こったときの代表的な治療薬を紹介しましょう。

なお、各薬のデータの見方は次のとおりです。

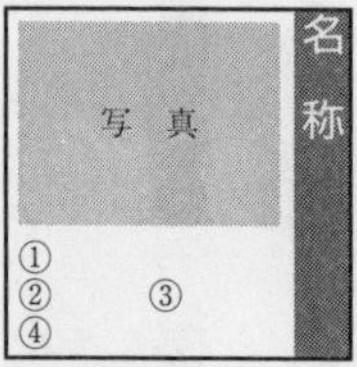

①メーカー名
②形状
③色
④本体識別番号

(1)非ステロイド系抗炎症薬（痛風発作治療薬・消炎鎮痛剤）

消炎鎮痛剤などとも呼ばれる一般的な薬で、痛風の発作が起きたとき、炎症をしずめて、腫《は》れや発赤、痛みなどの症状を抑えるために使います。ナプロキセン、インドメタシン、オキサプロジン、プラノプロフェンなどを主成分としていますが、対症療法のための薬であり、痛みの原因そのものを治すことはできません。

代表的な薬剤と、ジェネリック薬（後発剤）を紹介しておきます。

ちなみに、ジェネリック薬とは、先発医薬品の特許が満了した後に、厚生労働省の認可のもとで他の製薬会社が製造・販売するものです。研究開発費等がかからないため先発医薬品の二〜七割程度の価格で販売されており、メーカーによって、また添加物、製剤によっては、大きさ、味、においの違いなどがある場合もありますが、その品質は基本的に先発医薬品と同じで、医療費を抑えるために希望する患者さんも多くなっています。

主成分名：ナプロキセン

【代表的な薬剤】

ナイキサン錠100mg

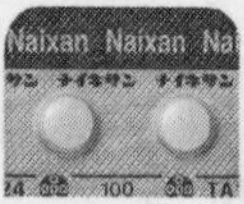

田辺三菱製薬
錠剤　白
TA124

主成分名：インドメタシン

【代表的な薬剤】

インドメタシンカプセル25「イセイ」

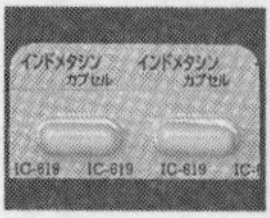

イセイ
カプセル剤　白
IC-619

【ジェネリック薬】

インテバンSP25

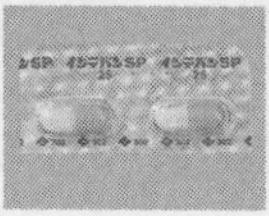

大日本住友製薬
カプセル剤　透明/青
302

インテバンSP37・5

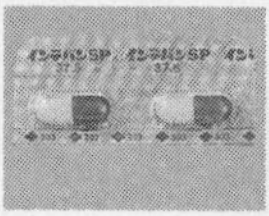

大日本住友製薬
カプセル剤　透明/青
303

主成分名：オキサプロジン

【代表的な薬剤】

アルボ錠100mg

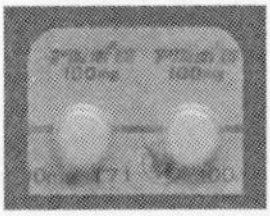

大正富山医薬品
錠剤　白
T71

アルボ錠200mg

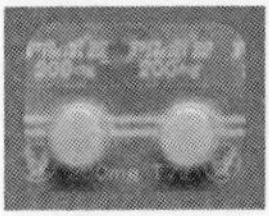

大正富山医薬品
錠剤　白
T72

主成分名：プラノプロフェン

【代表的な薬剤】

ニフラン錠75

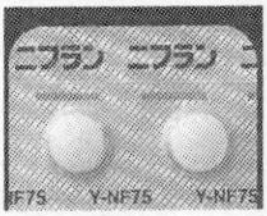

田辺三菱製薬
錠剤　白
Y-NF75

【ジェネリック薬】

プラノプロフェン錠75mg「トーワ」

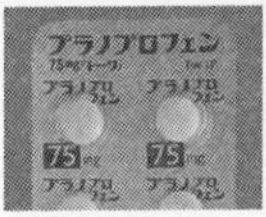

東和薬品
錠剤　白
Tw IP

(2)コルヒチン(痛風発作抑制剤)

コルヒチンはイヌサフランという種子・球根から抽出された薬で、古くから痛風発作の特効薬として知られています。なんと紀元前五世紀に、ヒポクラテスが痛風治療としてユリ科のイヌサフランからとれるコルヒチンを痛風治療薬として使っていたという資料も残っています。

痛風発作は突然起こることもありますが、発作の前に発作の部位がムズムズするなどの嫌な〝前兆〟を感じることがあります。このときにコルヒチンを一錠服用して発作を回避することが最良の飲み方です。ですから、長期旅行するときなどは、コルヒチンを持って出かけられることをお勧めします。

コルヒチンは痛風発作抑制薬としてだけではなくて、痛風発作のときの痛みを抑える強力な作用もあります。痛風発作は関節液にこぼれ落ちた尿酸結晶を異物と感知して白血球が攻撃するときに、白血球から出されるある種のサイトカインが激痛を誘発して起こりますが、コルヒチンにはこの白血球の動きをストップさせる働きがあるため、激痛を抑えてくれるのです。

この薬は、発作の前兆を感じたときに服用するのが最良の飲み方ですが、大量に服用すると副作用の危険が出てきます。コルヒチンの主な副作用は三つあります。

①過敏症状……過敏症状とは発疹《はっしん》などのアレルギー症状のことです。この過敏症状が起こったら服用を中止し、医師に相談してください。

②下痢《げり》など……重症ではありませんが、大量服用すると強い下痢が起こります。他に悪心・嘔吐《おうと》、腹痛、だるさなどがあり、これらの症状が出たら後回しにせずに、医師に相談しましょう。

③血液障害（再生不良性貧血など）……脱毛、末梢《まっしょう》神経炎、乏尿《ぼうにょう》、血尿なども起こることがあります。これらの症状が見られたら医師に相談してください。

主成分名：コルヒチン

【代表的な薬剤】

コルヒチン錠0.5mg「タカタ」

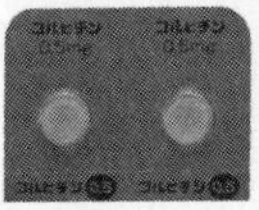

高田製薬
錠剤　青
TTS-592

(3)副腎皮質《ふくじんひしつ》ステロイド薬

強力に炎症を抑える作用があり、よく効きます。内服薬もありますが、静脈注射用の脂肪化したステロイド薬はとくによく効きます。ただし、この薬が必要なのは発作症状がとくに深刻なケースだけにかぎられます。

一般の痛風発作にはここまでの薬が必要となることはほとんどないと考えていいでしょう。

勝手に治療を中断してはダメ！

痛風の発作を起こすと、突然、激しい痛みに襲われますが、その後は、治療しなくても七～一〇日ほどで痛みや炎症が治まることが多いため、これで治ったと思って治療をやめてしまう人がいます。けれども、これは絶対にいけません。

前に紹介したような痛風発作対策は、対症療法と言って、なるべく早く痛風発作による患部の激痛や腫れを取り去り、患者の苦痛や負担を軽くするための治療です。ですから、発作が消えたからといって、痛風の原因となっている過剰な尿酸がなくなって、代謝の異常が治ったというわけではないのです。

もう一つお伝えしたいことがあります。

これらの痛風発作に対する治療薬を服用するときも、尿酸の上昇を抑える薬（たとえばユリノーム錠やザイロリック錠）は、いっしょに飲み続けなければなりません。医師によってはいっしょの服用はダメだと間違った指導をすることがありますので、注意が必要です。

痛風治療の基本は、前述しましたように尿酸値を正常に保ち、痛風の合併症を予防することです。

現在のところ、短期間の服用で高尿酸血症を治すことのできる薬がないので、肥満や生活習慣を是正しても高尿酸血症が続く痛風患者の場合には、医師の指示のもとで、尿酸の代謝をコントロールする薬を、飲み続けなければなりません。

これらのことは、痛風の診察を受けたときに、主治医から必ず説明があるはずです。薬の服用を怠ると、前述したような、腎障害や耐糖能異常、高血圧症、高脂血症などの生活習慣病の合併症や、さらには脳卒中や心筋梗塞《こうそく》を起こすことがあるのです。

ストレスの暴走！

私は発作が起こったときに、非ステロイド系抗炎症薬を使用しました。しかし、激痛を抑えるために数日間用いただけで、その後の尿酸値コントロールには全く薬物治療を行いませんでした。

薬を使わなくても治すことはできないだろうか、という研究目的もありましたが、一患者として、できることなら薬の力を借りずに治してみたいと思ったからです。

つまり、発作の応急処置的な治療の後で行わなければならない尿酸値コントロールは、薬物治療はしないでいこうと考えていたのです。

それでも、薬物治療なし、と言い切るには多少不安もありました。そこで私は過去に何回かの検診を受けていたのを思い出し、一〇年ほど前の検診記録を見つけ出しました。その記録によると私の尿酸値は六・一〜六・四㎎／dℓの間であり、正常値内に収まっていました。

一〇年前には尿酸値は正常範囲内にコントロールされていたのですから、やはり私が痛風を患ったのは、前述したように①アルコール　②ストレス　③体重増加の三つの生活習慣要因の相乗効果によると考えられました。

また、それと同時に、この三つが改善できれば尿酸値は元に戻るはずだという思いもありました。

したがって、薬を飲むことなしに尿酸値を正常範囲内に保ち続けるには、①②③をしっかりとコントロールしておく必要があると判断し、生活習慣の改善に努めることを決めたのです。

目標が決まったら後は努力するのみです。③の体重増加については第五章で詳しく述べますが、三か月間で六・六kgの減量に成功し、その後このレベルを維持できています。

①のアルコールに対しては、前章で詳しく述べたように、少量なら尿酸値の上昇にはつながらないという結論にいたりました。

第二章の実験では、尿酸とアルコールの関係はビールを大量に飲めば、尿酸値は上昇し、断酒すれば下降するという結果がまず確かめられました。しかし、その後に四週間の断酒をしたにもかかわらず、尿酸値は下がることなく、不安定に上昇したり、下降したりと、コントロールできなくなってしまいました。

これは、その有力な原因として②のストレスが関係していることが判明し、病院長としての仕事を中心に、ゴルフ、ぎっくり腰といった精神的圧迫が尿酸値を上昇させていたと考えることができました。

もし②のストレスさえなければ、断酒により尿酸値は素直に下がっていたと予想されますが、ストレスが避けられない以上、これをコントロールする必要があります。

ストレスが原因だと知らなかったために、断酒によって尿酸値が下がらなくても、そのまま断酒を続けてしまいましたが、原因がアルコールではなく、ストレスとわかっていれば、日本酒一・五合（または缶ビール二本）程度のアルコールを飲酒することで、軽度のストレスも解消され、むしろ断酒よりも尿酸値に対してよい結果が得られたのではないか、とも思います。

三つの要因の中でも①、③は言ってしまえば作業的なことなので、ある程度の計画と工夫、そしてちょっとだけ強い意志をもってすれば達成できます。食べ過ぎないように食事の量に気をつけるダイエットやアルコールの制限は誰にでもできることです。

けれども問題は②のストレスです。私の場合、痛風発作を生じてから時間の経過とともに、病院長としての仕事も忙しくなったことで、次第にストレスの度合いが増してきました。

さらに、73ページに記した生活習慣病研究会の前後には、新しい病院をつくることを目指すべく、新病院構想に向けて努力しており、より多忙となって、坂を転げ落ちる雪だるまのようにストレスが膨らんでいったのです。

私を襲ったストレスはさらに激しさを増します。痛風患者になってから半年後の二〇〇二（平成一四）年一月末当時には、すでに断酒をしようが、減量を行おうが、尿酸値を正常に保つことができないほど深刻になっていました。このときは、まさにストレスが暴走しているといった感じでした。

それに追い打ちをかけるように、可能なことのように思われた①のアルコールを断つことも、病院長としての仕事柄、飲まざるを得ないことが多くなってしまい、私の尿酸値の制御はとうてい不可能と判断せざるを得ない事態に陥ってしまいました。

薬を飲むことに決めた！

ストレスの暴走を抑えきれなくなり、さらにアルコールの量も増えてしまった私は、とうとう六か月に及ぶ自分自身を相手にした痛風実験に終止符を打ち、薬を飲む決心をしました。

薬を飲む決心をしたのには、もう一つ理由があり、それはときどきチェックしていた血中クレアチニン値が正常範囲内（〇・八〜一・二㎎／dℓ）の上限まできてしまい、クレアチニンクリアランス値も危険領域（男性の正常値：一〇〇±30㎖／分）に近づいてきたからです。

クレアチニンとはたんぱく質が筋肉でエネルギーとして利用された後に生じた老廃物で、すべて腎臓から排泄《はいせつ》されるものですが、このクレアチニン値を測ることによって腎臓の濾過《ろか》機能が正常に機能しているかどうかがわかります。クレアチニン値は排泄障害があると上昇し、その場合には、腎臓の働きが悪くなっている可能性があります。

一方、クリアランスとは排泄能力のことを意味します。ですから、クレアチニンクリアランスとはクレアチニンを排出する能力のことを言います。クレアチニンクリアランス値が低ければ、クレアチニンの排泄能力が低いということですから、腎機能が低下していることを意味します。

説明が長くなってしまいましたが、ストレスに加えて、このクレアチニンクリアランス値も危険地帯に近づき、腎機能が低下しそうになっていることを知った私は「これはいよいよ薬を飲まないと腎臓が危ないぞ」と観念したのです。

残念ではありましたが、この六か月間、痛風のことを考えない日はなく、薬物治療なしで痛風の実験を繰り返してきました。薬物治療を前にして、私は「やれるだけのことはやったな」という満足感を感じていたのです。

尿酸値を下げる薬にはどんなものがある?

さて、私も尿酸値を下げる薬を服用する段階にやってきました。痛風治療で言えば第二段階です。

尿酸値をコントロールする薬は二つのタイプに分かれます。これは、薬を飲むにあたって、まず知っておかなければならないことなので、注意してください。

尿酸値が継続して上昇してしまう、すなわち痛風を呼び起こす高尿酸血症という病気は、以下のⒶⒷの二種類に大きく分類することができます。治療薬もそれぞれのタイプに応じて使い分けなければいけません。

Ⓐ尿酸産生過剰型

尿酸が必要以上にたくさんつくられてしまうことで尿酸値が上昇するタイプの人には、尿酸産生抑制薬(尿酸の産生を抑える薬)を使いますが、次の三つの薬があります。

主要成分名：アロプリノール

　アロプリノールはプリン体を作る代謝経路の最終ステップに働くキサンチンオキシダーゼを阻害する働きがあり、これにより、尿酸の生成を抑制します。一九六四（昭和三九）年より痛風治療に導入された歴史の古い薬で、世界中で広く使用されてきている薬です。

　血液中の尿酸値を下げるとともに、尿中の尿酸排泄量も減少させるために尿路結石の治療にも有用です。アロプリノールの酸化体であるオキシプリノールにもキサンチンオキシダーゼを阻害する働きがあり、オキシプリノールはゆっくりと腎臓から排泄されるので、尿酸産生抑制効果は長続きします。

　ただ、オキシプリノールが血中にたまり過ぎて過敏性血管炎を起こすことがありますので、腎不全の患者さんにはこの薬は避けるか、少量、注意深く使う必要があります。ごくまれに、皮膚粘膜眼症候群を起こすことがありますので、皮膚や粘膜や眼に紅斑《こうはん》が出てきたら、すぐ主治医に相談してください。

【ジェネリック薬】

アロプリノール錠100mg「トーワ」

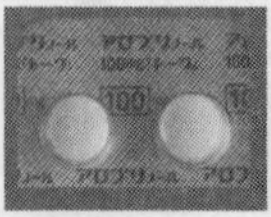

東和薬品
錠剤　白
TW AR

リボール錠100mg

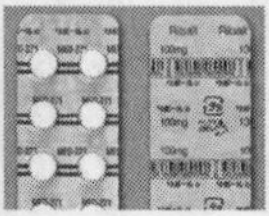

化研生薬
錠剤　白
MED-271

アロプリノール錠50mg「トーワ」

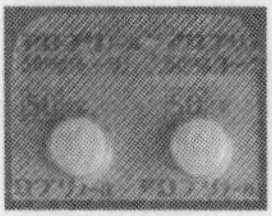

東和薬品
錠剤　白
TW333

リボール細粒

化研生薬
細粒　白

アロプリノール錠100mg「杏林」

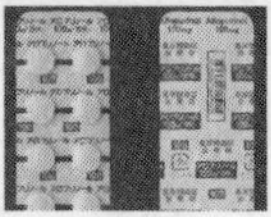

キョーリンリメディオ
錠剤　白
PH113

アロシトール錠100mg

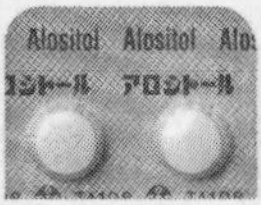

田辺三菱製薬
錠剤　白
TA108

アロプリノール錠50mg「杏林」

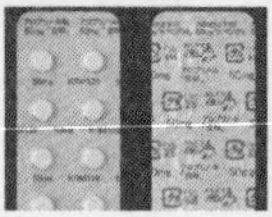

キョーリンリメディオ
錠剤　白
KRM126

アロシトール錠50mg

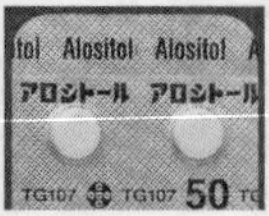

田辺三菱製薬
錠剤　白
TG107

【代表的な薬剤】

ザイロリック錠50

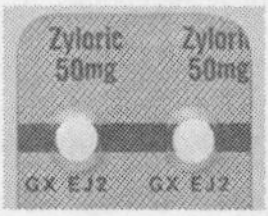

グラクソ・スミスクライン
錠剤　白
GX EJ 2

ザイロリック錠100

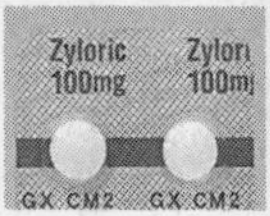

グラクソ・スミスクライン
錠剤　白
GX CM2

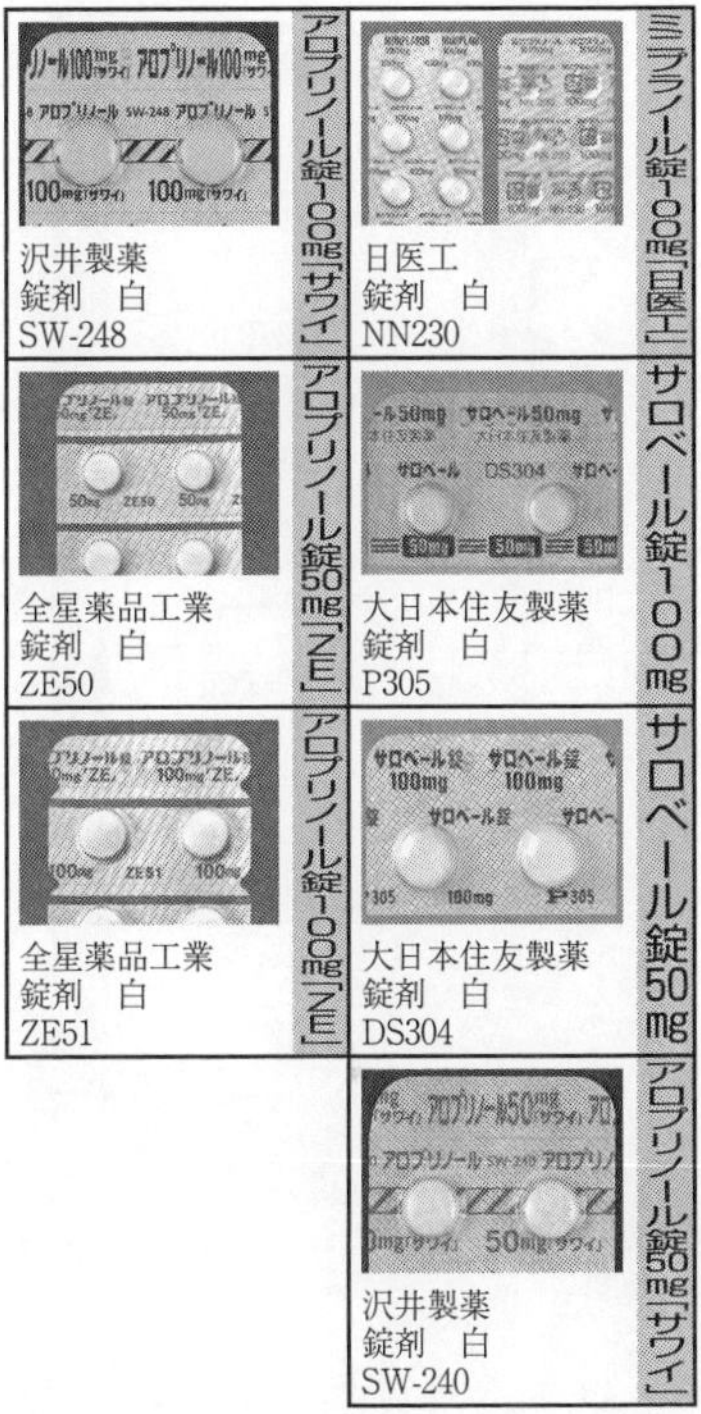

ミプラノール錠100mg「日医工」
日医工
錠剤　白
NN230
サロベール錠100mg
大日本住友製薬
錠剤　白
P305
サロベール錠50mg
大日本住友製薬
錠剤　白
DS304
アロプリノール錠50mg「サワイ」
沢井製薬
錠剤　白
SW-240
アロプリノール錠100mg「サワイ」
沢井製薬
錠剤　白
SW-248
アロプリノール錠50mg「ZE」
全星薬品工業
錠剤　白
ZE50
アロプリノール錠100mg「ZE」
全星薬品工業
錠剤　白
ZE51

主成分名：フェブキソスタット

フェブキソスタットはわが国で創製され、二〇一一（平成二三）年に尿酸産生抑制薬として約四〇年ぶりに承認された薬です。

フェブキソスタットはその構造にプリン塩基を含まないことから、キサンチンオキシダーゼへの選択性が高いという特徴があり、アロプリノールとは異なるキサンチンオキシダーゼへの阻害様式を示し、強力な阻害活性を有しています。また、この薬は肝臓で代謝された後、糞便中・尿中にほぼ均等な割合で排泄されるため、腎機能が軽度から中等度低下している場合においても減量することなく、血清尿酸値を低下させることが可能です。

【代表的な薬剤】

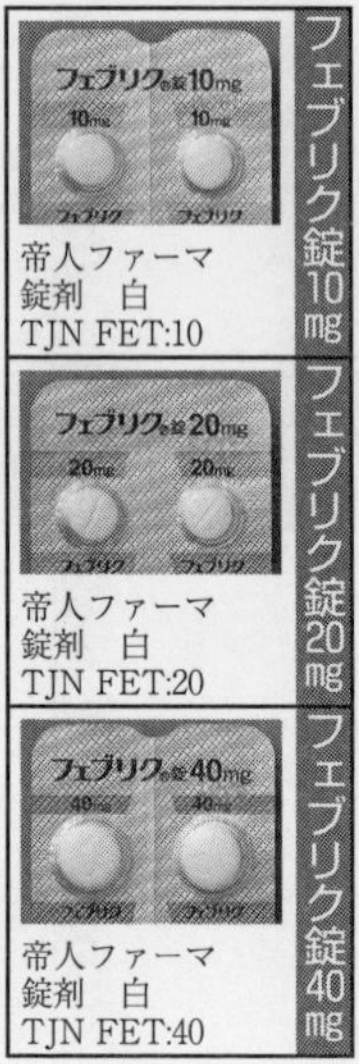

主成分名：トピロキソスタット

トピロキソスタットも、前述のフェブキソスタット同様、日本で創製されたもので、二〇一三（平成二五）年に尿酸産生抑制薬として承認された薬です。

フェブキソスタット同様に、構造にプリン塩基を含まず、キサンチンオキシダーゼへの選択性が高く、アロプリノールとは異なるキサンチンオキシダーゼへの阻害様式を示し、強力な阻害活性を有しています。また、この薬は肝臓で代謝された後、糞便中に約三割、尿中に約七割の割合で排泄されるため、腎機能が軽度から中等度低下している場合でも減量することなく、血清尿酸値を低下させることが可能です。

【代表的な薬剤】

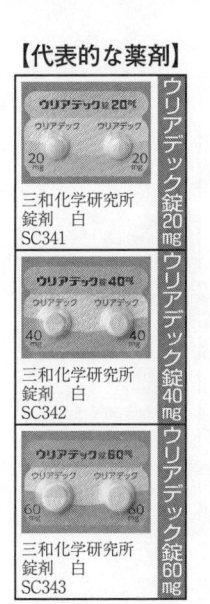

ウリアデック錠20mg

三和化学研究所
錠剤　白
SC341

ウリアデック錠40mg

三和化学研究所
錠剤　白
SC342

ウリアデック錠60mg

三和化学研究所
錠剤　白
SC343

B 尿酸排泄低下型

尿酸をうまく排泄できなくなって尿酸がたまるタイプの人には、尿酸排泄促進薬（腎臓からの尿酸排泄を促す薬）を使いますが、次の三つの薬があります。

主成分名：ベンズブロマロン

【代表的な薬剤】

ユリノーム錠25mg

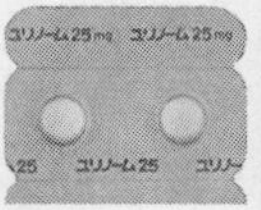

鳥居薬品
錠剤　白～淡黄
TO-082 25

ユリノーム錠50mg

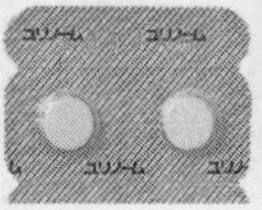

鳥居薬品
錠剤　白～淡黄
TO-082 50

【ジェネリック薬】

ベンズブロマロン錠25mg「日医工」

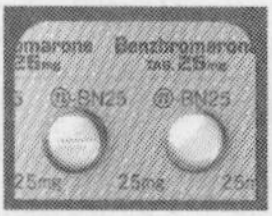

日医工
錠剤　白
n-BN25

ベンズブロマロン錠50mg「日医工」

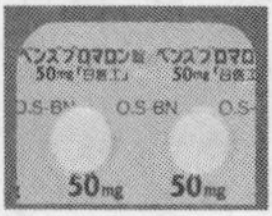

日医工
錠剤　白
O.S-BN

ベンズマロン錠25mg

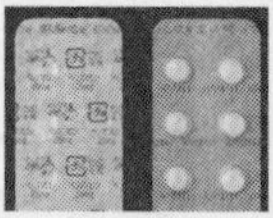

キョーリンリメディオ
錠剤　白
KRM111

ベンズマロン錠50mg

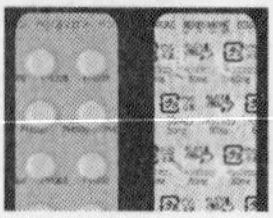

キョーリンリメディオ
錠剤　白
PH308

主成分名：プロベネシド

【代表的な薬剤】

ベネシッド錠250mg

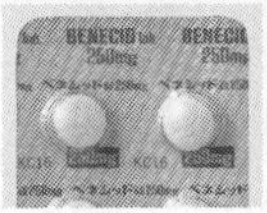

科研製薬
錠剤　白～帯黄白
KC16

主成分名：ブコローム

【代表的な薬剤】

パラミヂンカプセル300mg

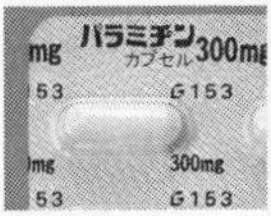

あすか製薬
カプセル剤　白
G153

[A]、[B]二つのタイプのうち、[A]は尿酸をつくり過ぎるタイプですから、当然それを抑える薬を使いますし、[B]は腎臓からの排泄がうまくできないタイプですから、排泄を促す薬を使います。

本来は、痛風発作が始まった時点で、患者さんは医師とよく相談し、まずは尿酸値を下げる尿酸コントロール薬を飲む必要があるかどうかを判断してもらい、その後、治療薬を服用することに決まったら、尿酸産生過剰型と尿酸排泄低下型のどちらのタイプかを見極めてもらったうえで、処方してもらうことが必要です。

もちろん、94ページで紹介した図18の高尿酸血症の治療方針（『高尿酸血症・痛風の治療ガイドライン第1版』より）が基準となっていますので、自分の尿酸値とガイドラインの治療方針を照らし合わせて確認しておくと、医師の説明がよりわかりやすくなると思います。

また、これらの薬は、高尿酸血症がある間は飲み続ける必要があります。主治医の注意をよく守り、指示どおり服用するようにしましょう。

飲むべき薬を見極める

私も一般の患者さんと同じで、尿酸値が上昇していることはわかっていても、自分が尿酸産生過剰型と尿酸排泄低下型のどちらのタイプの高尿酸血症なのかということまでは認識していませんでした。

ですから、薬を服用する前に、自分の高尿酸血症が尿酸産生過剰型なのか、尿酸排泄低下型なのかを確認する必要がありました。

忙しい外来診療の中で、すべての高尿酸血症の患者さんにこの検査をすることは、私たち医療者にとっても、患者さんにとっても時間的苦労が大きいことは事実です。私も以前はこの検査をせずに、それまで培った臨床の勘を頼りに患者さんにあたることも少なくなかったのですが、いざ自分が患者になった途端、それまでの自分は手を抜いていたと反省しました。

というのも、この二つのタイプの見極めを間違い、誤った治療を施すと問題が出てくることもあるからです。

たとえば、尿酸をつくる量が増加している尿酸産生過剰型の患者さんは、本来尿酸をつくるのを抑える薬を飲まなければいけないのに、逆に尿酸を掃き出させる尿酸排泄促進薬を服用すると、尿中の尿酸排泄量がさらに増加して尿路結石ができてしまう危険性が増してしまいます。

また、尿酸排泄低下型の患者さんが、尿酸の産生を抑制する薬であるアロプリノールを服用すると、アロプリノールの悪玉の代謝産物オキシプリノールが血中にたまりやすく、思わぬ副作用を引き起こすことがあります。

ですから、高尿酸血症の治療に際しては、できれば産生過剰型には尿酸産生抑制薬を、排泄低下型には尿酸排泄促進薬を、それぞれ単独で用いる治療をすることが基本なのです。

ただ、すでに尿路に結石のある患者さんは尿酸排泄促進薬を服用しないほうがいいため、どちらのタイプであろうと、当然、尿酸産生抑制薬のアロプリノール、フェブキソスタット、またはトピロキソスタットを使うことになります。

また、尿酸の産生が過剰であるばかりでなく、尿酸の排泄が抑制されていると診断された患者さん（これを混合型の患者さんと呼びます）の場合には、治療に一層の工夫を要します。

実際、私たち医師が診る高尿酸血症の患者さんのうち、約一〇～一五%が産生過剰型、五五～六〇%が排泄低下型、そして二五～三〇%が両者の混合型なのです。このように全体的に見ても、混合型の患者さんは少なくありません。

では、混合型の患者さんの治療はどうすればいいのでしょうか。

実は、混合型の場合には、尿酸産生抑制薬のアロプリノールと排泄促進薬のベンズブロマロンの両方を少量ずつ投与することが勧められています。

おもしろいことに、この治療法ではベンズブロマロンの働きにより、アロプリノールの副作用である悪玉のオキシプリノールの上昇がほとんどないので、安心して使えます。

また、少量併用といっても、その尿酸降下作用は両薬物の単独使用時（通常一日にアロプリノール二〇〇mg、ベンズブロマロンは二五mgまたは五〇mgを服用）よりも強力であることから、まず尿中尿酸排泄量を抑制するためにアロプリノール一〇〇mg投与で治療を開始し、一～二か月後にベンズブロマロン二五mgを併用することが望ましいと考えられます。

混合型は排泄低下型の要素を含むため、アロプリノールの服用によって血中オキシプリノール濃度の上昇が懸念されますが、高度の腎機能障害がないかぎりは、アロプリノール一〇〇㎎程度の服用によってオキシプリノールが関係する重篤《じゅうとく》な副作用が発現する危険性は少ないのです。

もちろん、混合型の治療に少量のフェブキソスタット、あるいはトピロキソスタットと少量のベンズブロマロンの組み合わせでも良好な結果が期待できます。

いずれにしても、尿酸降下薬の単独投与時にも要求されるように、血液や腎機能の検査は定期的に行うべきです。

私は自分の治療を始める前に、自分が尿酸産生過剰型なのか尿酸排泄低下型なのか、それとも混合型なのかを知り、それからそのタイプに沿った治療を決める必要があったのです。

尿酸値の上昇タイプを調べる！

尿酸値上昇の原因がどのタイプであるかを調べるためには、二四時間尿法と

図19：24時間尿法と1時間尿法

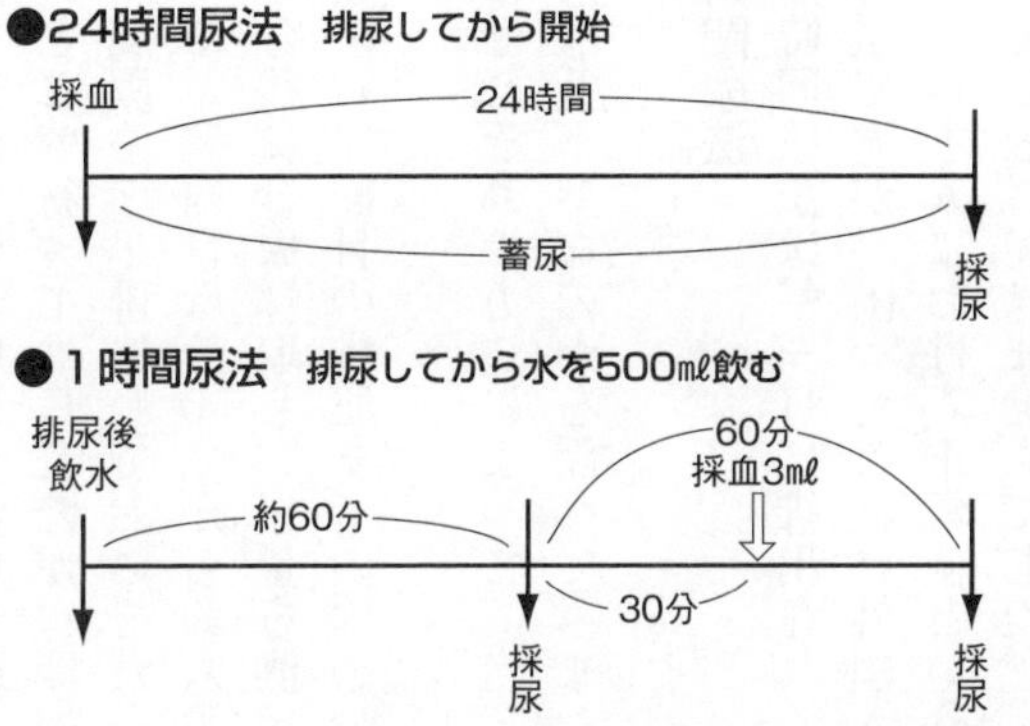

一時間尿法という二つの検査方法があります。

ただ、一般に日常診療、とくに外来の診療では、二四時間尿法が行われることはめったになく、私もこれまで、外来患者さんにはすべて一時間尿法を行ってきました。しかし、この際、念には念を入れたいという思いもあり、この両方を検討したのです。

●二四時間尿法……丸一日（二四時間）に排出された尿を集めてその中に含まれる尿酸の量を測り、標準量と比較する方法。自分の尿中の尿酸の一日の排泄量が多いか少ないかがわかる。この二四時間尿法での採血は蓄尿の間のどこで行ってもOKだが、開始時の最初にするのがよいとされる。

●一時間尿法……排尿しておいてから、五〇〇mlの水を飲む。ここから計二回排尿する。一回目は飲んでから約六〇分後に、二回目は一回目の排尿から正確に六〇分後に全尿採取し、尿量を測定、その一部で検査を行う。なお、一回目の排尿から二回目の排尿までの六〇分の間に一回採血を行う。

私はそれぞれの方法によって、自分が尿酸産生過剰型であるのか、それとも尿酸排泄低下型なのかを調べてみました。

二四時間尿法

二四時間尿法は、一日に排出される尿に含まれる尿酸の量を、標準量と比較する方法ですが、困ったことに外国人を対象にした正常とされる基準値はあるものの、日本人における正常値というものは、探してみましたが、残念ながら見つけることはできませんでした。

西田琇太郎《ゆうたろう》先生の著書『やさしい痛風・高尿酸血症』（日本医事新報社）にも「一般的に二四時間尿は六〇〇㎎以上を産生過剰型、六〇〇㎎以下を排泄低下型としている。しかし、尿酸排泄量は食事内容によって変動する。日常生活でプリン体制限食も困難である。また、一日六〇〇㎎という数値は、米国で健常人を対象に行われた結果より得られた数値である。日本人は欧米人に比し、身長・体重とも小さく、尿酸排泄量も少ないと考えられる。我が国の健常人でのデータはない」とあり、やはり日本人でのデータはないようです。

日本人のデータがない⁉――私は一人の患者として、「冗談じゃない、どうなってるんだ」と憤慨しました。データがないのなら二四時間尿を測っても、判断しようがないからです。

実際、自分は二四時間尿法の実験を四回行いましたが、二回は六〇〇㎎以上、残る二回は六〇〇㎎以下の尿酸の量であり、尿酸排泄量が多いのか、それとも少ないのか、どう判断していいのか困ってしまいました。

患者になって、日本人における二四時間尿法の正常値データが必要だと痛感した私は、この思いを鹿児島市内のＣＰＣクリニックの深瀬広幸先生にぶつけ

図20：健常人の調査

研究協力者：ＣＰＣクリニック院長
深瀬広幸　先生

調査方法

12人の健常男子（20～25歳）を検査

入院のうえ低プリン体食（1800キロカロリー／日）

入院3日目・4日目に24時間蓄尿

て相談してみたところ、深瀬先生自らが協力してくださり、上の図20に示した方法により理想的な調査を行ってくださいました。

その結果、左ページの図21に示すデータが得られました。調査に協力してくれた一二人のうち一人だけが軽い高尿酸血症を示したものの、若者には高尿酸血症は少ないという予想されるとおりの結果となっています。二四時間に排泄された尿酸の量を見ると、三〇〇～七〇〇㎎台ちょっとぐらいまで、大体六〇〇㎎が中心という結果で、尿酸クリアランス（尿酸の排泄能力）との関係を見る

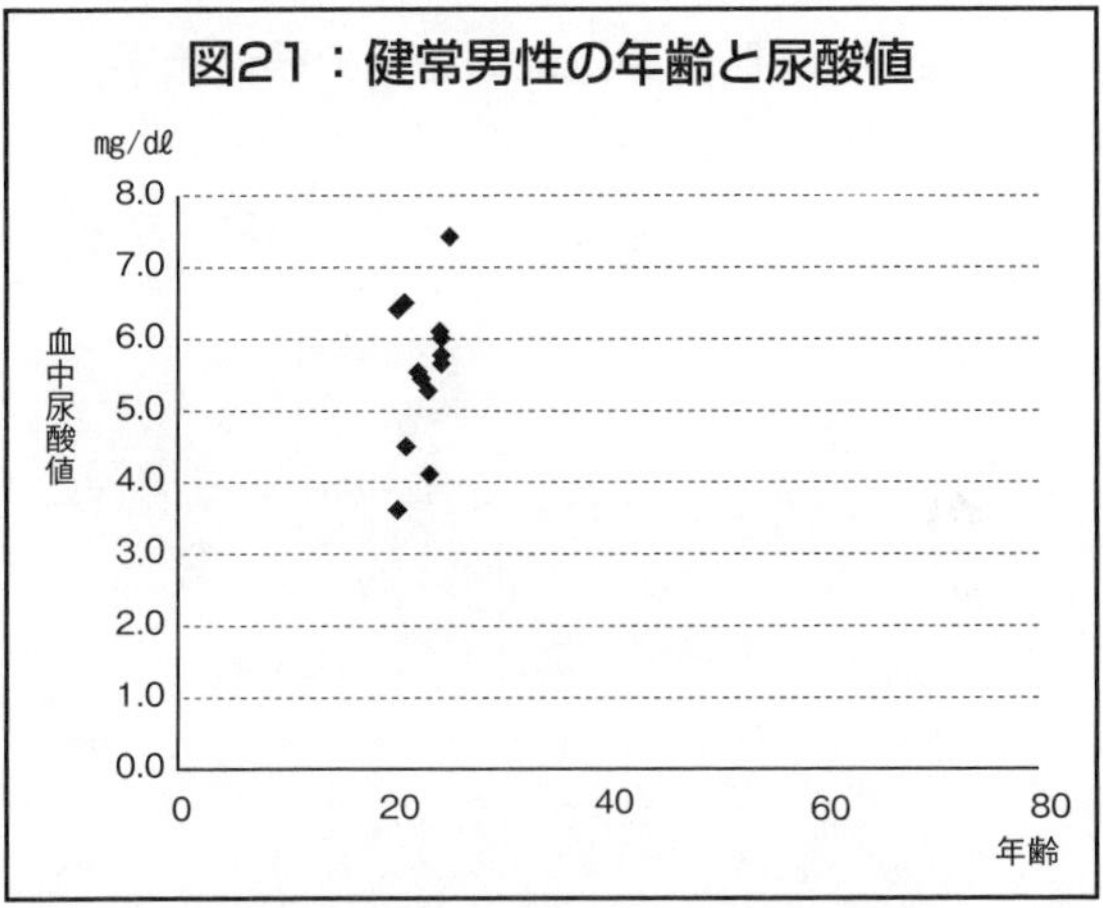
図21：健常男性の年齢と尿酸値
mg/dℓ
8.0
7.0
6.0
5.0
4.0
3.0
2.0
1.0
0.0
血中尿酸値
0
20
40
60
80
年齢

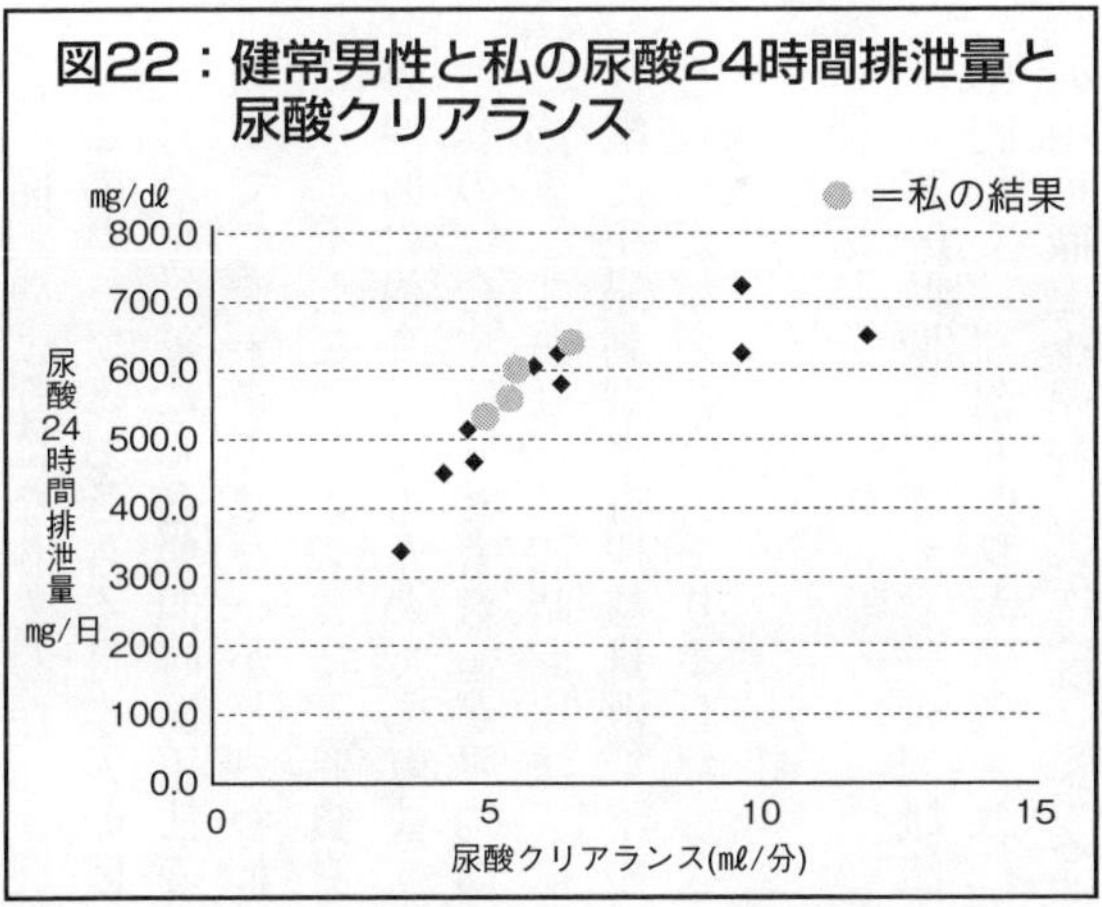
図22：健常男性と私の尿酸24時間排泄量と尿酸クリアランス
mg/dℓ
＝私の結果
800.0
700.0
600.0
500.0
400.0
300.0
200.0
100.0
0.0
尿酸24時間排泄量 mg/日
0
5
10
15
尿酸クリアランス(mℓ/分)

図23：1時間尿法による私の検査結果

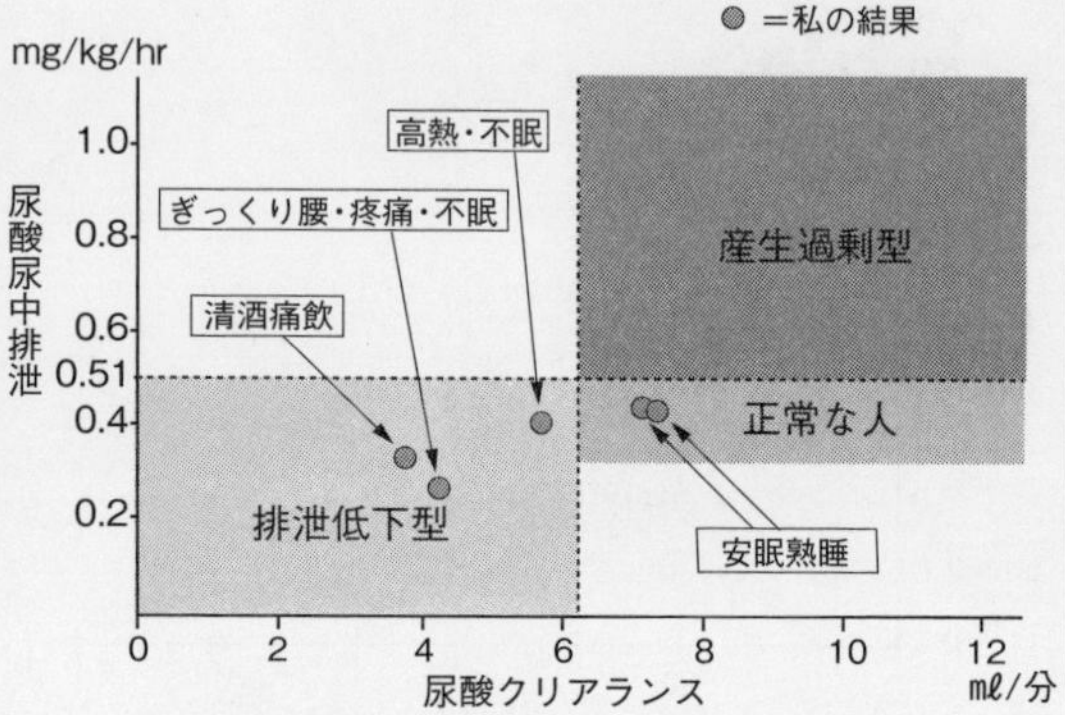

（中村徹ら：日本臨床　第54巻12号　52,1996　より改編）

と、図22のようになりました。

このグラフはおそらく日本人の健常男性を対象にした二四時間尿法の初めてのデータではないかと思われます。そして、この表には、私自身の四回の検査結果も重ねてあります。

私の場合、四回とも数値が平均的に位置しており、二四時間尿法では尿酸産生過剰型とも尿酸排泄低下型とも言えない結果となりました。

一時間尿法

次に一時間尿法です。一時間尿法に関しては、福井医科大学名誉教授の中村徹先生が行った実験による、日本人についての膨大なデータがあり、すでに確立しています。ですから、二四時間尿法のように、基礎となる一般データからつくる必要はなく、私自身のデータを当てはめるだけで済みました。また、これは私が医師として、患者さんが尿酸産生過剰型か尿酸排泄低下型か、もしくは混合型かのいずれかに属するかを調べるために日ごろ用いている方法と同じなので慣れていました。

一時間尿法は計五回、実験を行いました。私のデータを当てはめてみると、右ページの図23に示すように、五回のうち三回は尿酸排泄低下型で、残る二回は正常範囲に収まりました。この結果と二四時間尿法の結果から、少なくとも産生過剰型ではないことがわかりましたが、正常範囲に収まっている日もあるので排泄低下型と言い切れず、全く困ってしまいました。

けれども、よく検討してみると、実に意外かつ貴重な事実に気づきました。なんと三回の尿酸排泄低下型の結果が出た日と二回あった正常範囲の日を比べてみたところ、私の生活環境に明らかに違いがあったのです。まとめてみます。

〈排泄低下型だった日〉

第一日……高熱のためガタガタ震えて眠れなかった日
第二日……ぎっくり腰で痛くて眠れなかった日（81ページの出来事）
第三日……大量に飲酒した日

これに比べて正常型の結果が出た日は二日とも安眠、熟睡できた日でした。第三日の飲酒によって排泄が抑制されたのはわかりますが、つまり、ストレスもどうやら排泄を抑制するかたちで尿酸値を上げているということになります。

今回の実験の結果から、次のことがわかりました。すなわち血中尿酸値上昇のメカニズムにおいて、ストレスが腎臓での尿酸排泄抑制に影響し、血中尿酸値を上昇させている可能性が強いということです。

薬の効果は？

結局、私の高尿酸血症はアルコールとストレスによる腎臓での尿酸排泄抑制が原因と判断しました。つまり、尿酸排泄低下型ということになります。

薬は尿酸排泄促進薬のベンズブロマロン（私が使ったのは商品名でユリノーム）をまず試そうと考え、最少量の二五㎎錠を、一日一錠でスタートしました。

余談ですが、痛風治療のために初めて薬を飲み始めた日が、ちょうど私が還暦を迎えた日の二〇〇二（平成一四）年一月二七日だったというのは感慨深いものがありました。

薬の服用による結果は、服用前からある程度は予想していましたが、なんと予想以上の驚くべき効果を示しました。

還暦を機に薬物治療を開始!

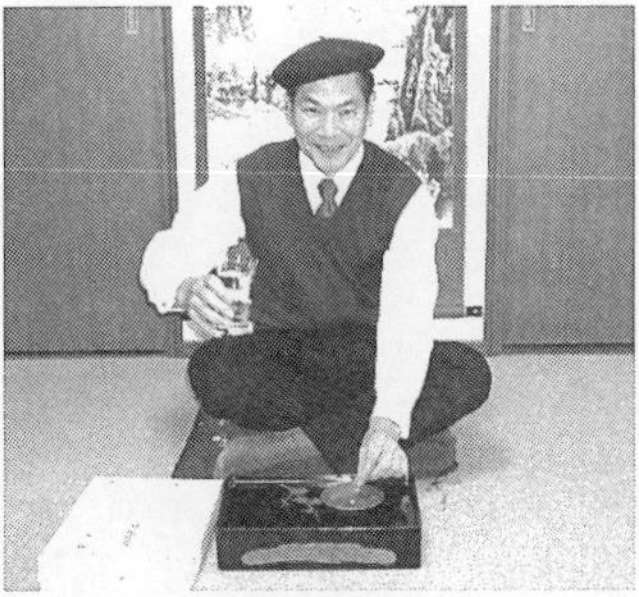

還暦を機に、痛風の研究だけでなく、自分のための治療も開始。
初めてユリノーム（25㎎錠／日）を口に。

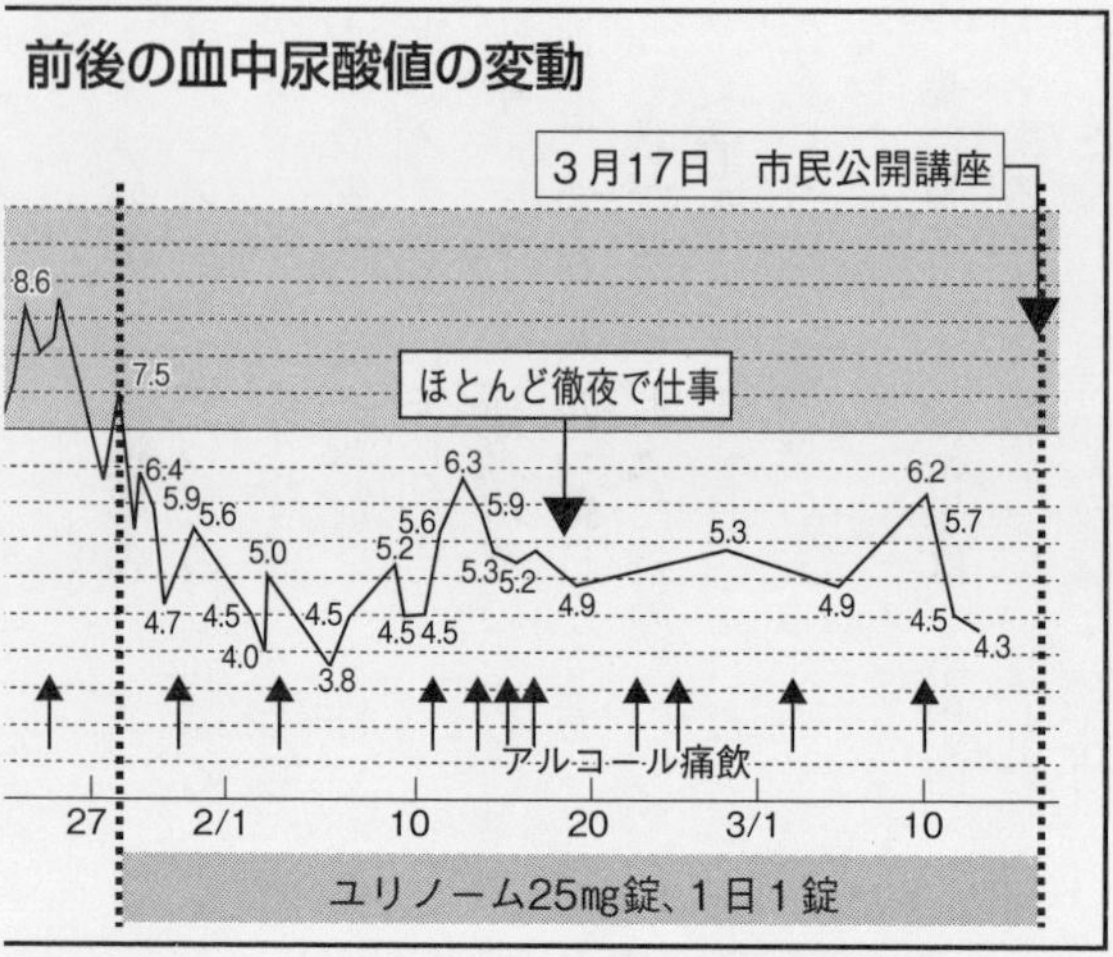

上のグラフを見てください。薬物治療を開始した〇二（平成一四）年一月二七日を境にして、服用前と服用後の尿酸値の変動を示しておりますが、服用後はまさに、完璧《かんぺき》に正常値の範囲内に収まってしまったのです。その期間には、ビールを中心としたアルコールを大量に飲酒した日も含んでいますし、懸案のストレスも、服用前と変わらずに、いやむしろ、病院長としてのストレスは以前にも増して激しくなっていました。

ほとんど徹夜状態で終わらせた仕事を持って鹿児島から東京に出張、というようなこともあり、ストレス

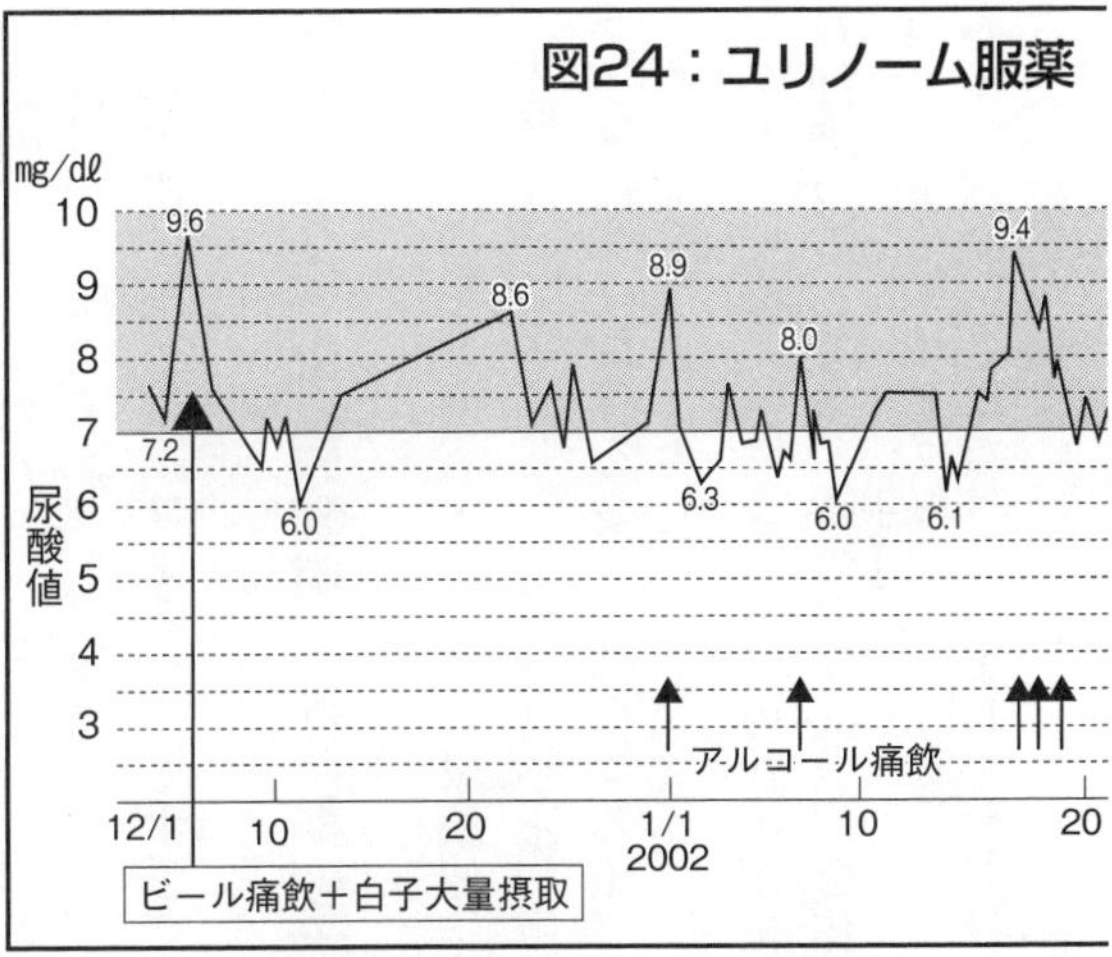

はレッドゾーンに進入していました。それにもかかわらず正常値を保てたのは、まさしく薬を服用した効果にほかなりません。

薬の服用によって、これまで二〇一回にもおよんだ怒濤《どとう》の採血生活にも区切りをつけるときがやってきました。飲酒でもストレスでも、尿酸値が上がらないのでは、毎日採血し、尿酸値を測る意味がありません。たまに測ればいいのです。「今後は月一回ぐらいのペースでいいんだ……」と思うと、なんだか急に寂しくなってしまいました。自分でもおかしなことだと思いますが、すっかり習慣になっていた採血生活から離れることを、妙に切なく感じたのです。

　このころには一人で行った二〇〇回を超える採血の結果、利き腕でない左手で右腕から採血するのも数秒でできてしまうほど熟達していました。何事も繰り返すことが上達のコツのようですね。

ストレスによる尿酸値上昇は薬物治療で改善！

　さて、話を再度、ストレスと尿酸値に戻させていただきます。私は二〇〇二（平成一四）年三月一七日に市民公開講座をもちましたが、その後で、ストレスと尿酸値の関係をさらに確信する出来事があったので、ついでに報告しておきましょう。

　それは、私の病院長としての仕事が極めて忙しくなった〇二（平成一四）年八月末のことです。初めて痛風発作を体験してから丸一年経《た》っていました。痛風とは直接関係がないのですが、このころ、私は日々の激務の中で、血圧が上がって高血圧症になっていましたが、通常の血圧降下薬を服用しても効果がなかったため、結局懇意にしていた内科病院に一時的に入院させてもらうことにしました。それまでの超多忙な日々の中にあっても、尿酸値のほうは先述の薬だけで完全に正常域にコントロールされていました。

入院してからの四か月間は病棟規則によりお酒は飲めなかったので、結果的に断酒となりました。入院時に、それまで続けてきたユリノームとウラリット（第四章で詳述）の服用をそのまま続けるか、それとも中止するかと悩みましたが、仕事から離れ（入院に際しては大学病院の副病院長を病院長代行に任命し、病院の業務を任せていました）、ストレスもなくなると思うし、規則正しい生活を送るのだから、「薬を飲まなくても尿酸値は上がらないだろう」と考え、これを機に実験的に服用をやめてみることにしました。

実際に、入院中は、多忙な仕事から離れて心身ともリラックスした状態を続けていました。いざ薬の服用中止を実行してみましたところ、果たして結果は私の予想どおりで、尿酸値は全く正常値を保つことができたのです。

四か月後の一二月には高血圧症も全快し、仕事に復帰したときには、ありがたいことに病院長代行が正式の病院長に選出され、就任していたため、私の仕

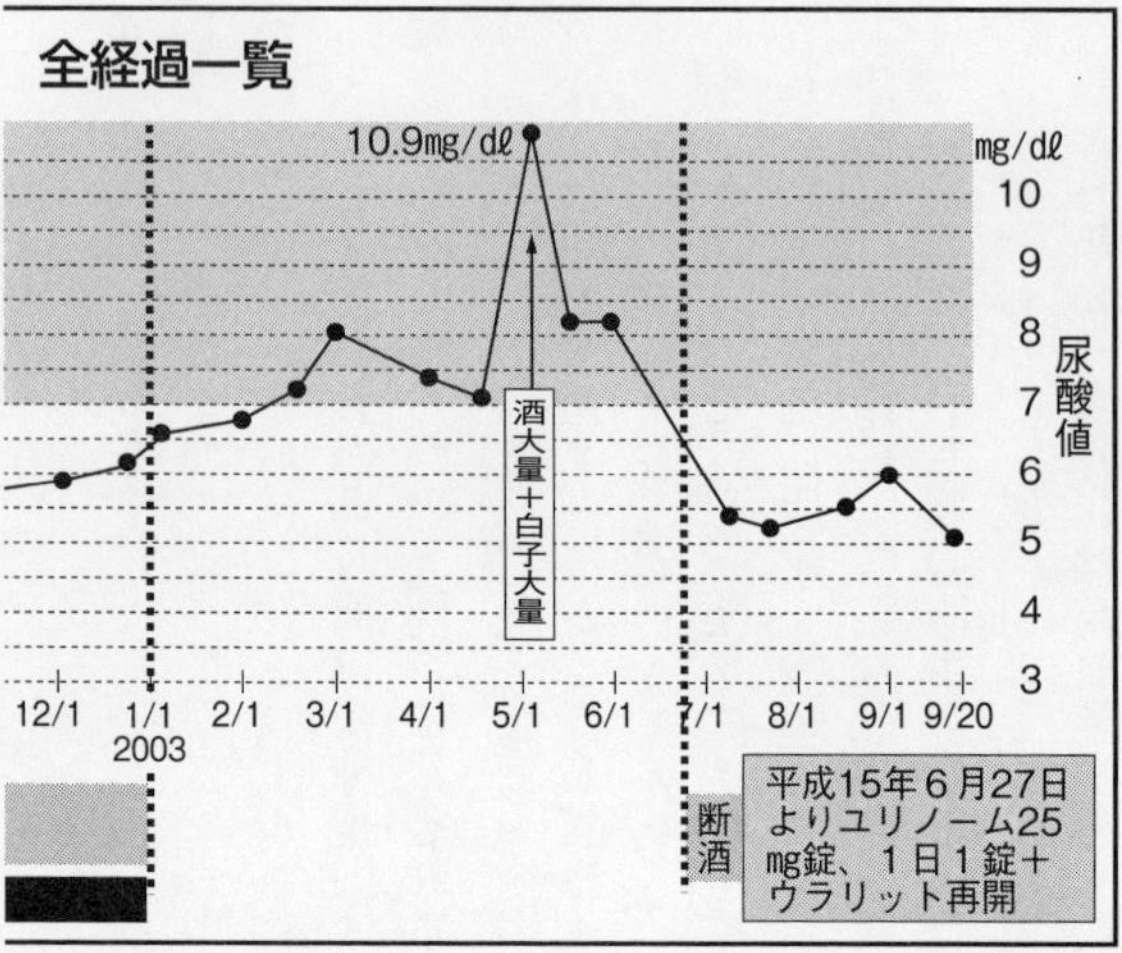

事は教授職だけになりました。

そこで私は、入院中の実験の続きをやってみることにしました。病院長職と比べて負担の少ない教授職だけのストレスだと、どの程度尿酸値が上がるのかを確認するため、薬を飲まずに様子を見ることにしたのです。

私は「ストレスが少ないのだから、尿酸値は正常値（七・〇mg／dℓ以下）に保てるだろう」と予想しましたが、尿酸値の数値は七・五mg／dℓ前後まで上昇を示し、病院長のときほどではありませんが、教授職だけのストレスでも、やはり薬を使用しないと、

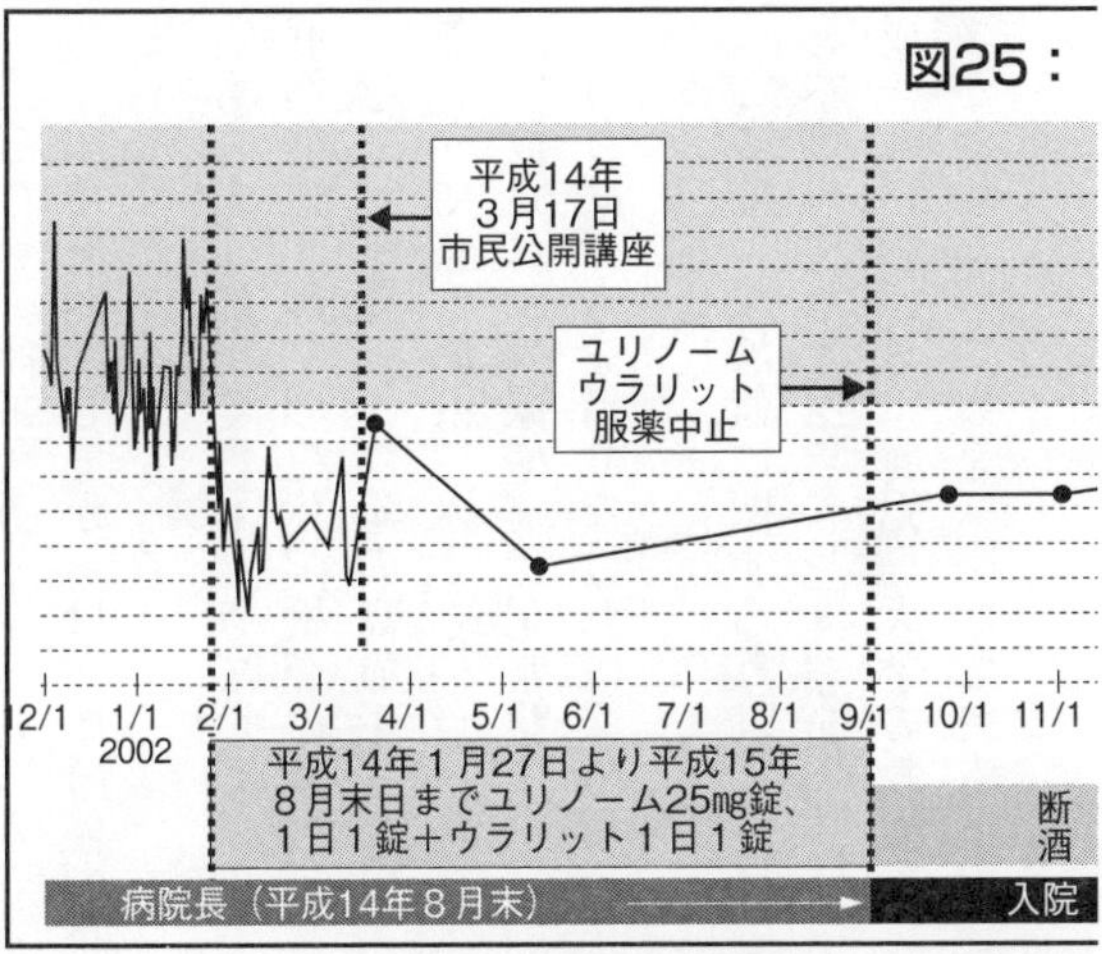

尿酸値は上がってしまうことがわかりました。

さらに、自分で追い打ちをかけてしまったのですが、ある夜の宴席で都合よく酒と白子を大量に摂取する機会に恵まれました。白子は私の大好物なのですが、他の食品と比べても痛風によくないプリン体を多く含んでいます（69ページ図10参照）。

これにより、尿酸値は一気に一〇・九mg／dlまで急上昇し、その後、「これはまずい！」とすぐに断酒を実行したのですが、効果はむなしく、なかなか下がらなかったために、ここで再度、薬を飲む必要があると判断しました。

二〇〇三（平成一五）年六月末から、以前と同様の薬物治療を再開したところ、服用を開始してからは、尿酸値も正常範囲内に戻り、その後は安定しています。

もちろん痛風発作も起きていませんし、いちばん重要な腎機能も全く正常で、肝機能他すべての生化学検査の値も正常値を保っている状態です。

〇二（平成一四）年の高血圧症での入院というハプニングによって私が得ることができたのは（あくまで自己体験からの結論ですが）、仕事のストレスから解放されれば尿酸値は正常化するということと、教授職程度のストレスでもやはり薬の力を借りなければ尿酸値を正常域に保つことはできないということです。

ここで、尿酸値に関するうれしい経過報告をさせていただきます。

本書の加筆・修正をしている現在は二〇一四（平成二六）年ですが、〇七（平成一九）年三月に鹿児島大学の教授職を定年退職して、教授職としてのストレスがなくなって以来、薬なしでも尿酸値を正常に保つことができているのです。

やはりストレスさえなければ、あとは生活習慣の改善と体重コントロールです。こちらは完璧にできるので、正常値を保つことができているのです。このことは、私の場合ストレスが尿酸値上昇に大きく関与していたことの左証ともなったわけです。

痛風の治療は生涯続く？

よく書籍などで痛風のことを「一生つきあっていく病気」などと説明していますが、そんなことを言われたら誰だって気が重くなってしまいます。

確かに痛風は生活習慣病なので、それまでの一〇年単位に及ぶ日常生活の不摂生が原因で発症します。体内の代謝機能や臓器などの異常に対しては、治療も長い時間を必要とします。

けれども、治療を続けていれば、ほとんど治った状態になり、体に大きな負担をかけなければ、再発もしません。

暴飲暴食さえ避ければ、アルコールを飲む、好きなものを食べるといった生活を送ることができます。私だけでなく、薬を服用しなくても尿酸値を安定的に保つことに成功している人もおられます。ただ、多くの患者さんが仕事によるストレスから逃れられないために、薬を止める試みをしても、やはり尿酸値は止めたとたんに上昇し、薬を再開せざるを得ない方が少なくないのも現実です。

私の場合は、前述したように、病院長の激務によるストレスによって、断酒だけでは尿酸値が下がらなくなってしまったときに、薬の力を借りることにしました。134〜135ページの図24を見てもらえばわかると思いますが、まさに薬の効果は劇的でした。尿酸値が安定的な状態になっただけでなく、おまけにその後はどんなにアルコールを痛飲しても、尿酸値は正常の範囲内に保たれ続けたのです。

薬を服用する際に副作用が心配だと言われる患者さんが多くいますが、薬の種類と、適量を知っていれば問題はありません。

しかし、尿酸排泄促進薬であるベンズブロマロンには、頻度は極めて少ないとはいえ劇症肝炎の副作用がありますので、念のために、服用を開始してから六か月間、肝機能検査に異常がないかを確かめる必要があります。もしも肝機能異常が出始めた場合には、ベンズブロマロンの服用を中止し、他の薬剤に変更すれば、正常に戻ります。

そして、私は今、前述したように、痛風の薬の服用を完全にやめています。尿酸値の上昇もなく、高尿酸血症からも、痛風からも解放されているのです。尿酸上昇の原因がなくなると、私のように薬を中止することも可能です。例はまだまだ少ないのですが、痛風を心配なさっている方は、自分の生活を見直していただきたいものです。そうすれば、もっと薬をやめられる人が増えるはずです。

章末コラム

マイナー発作は存在する

マイナー発作とは普通の痛風発作とは異なり、激痛ではなく、ごく軽い痛みを生じる発作です。本来の痛風発作は、痛みが消えるまでに七～一〇日ほどかかりますが、マイナー発作は半日～一日ほどで治ってしまいます。

私もこのマイナー発作を経験しました。二〇〇一（平成一三）年八月に経験した初めての痛風発作から一一月までの三か月間に四回、ごく軽度の痛風再発作が起こったのです。発作の起こった部位（個所）はすべて異なりましたが、いずれも中足趾節《ちゅうそくしせつ》関節（足の指のつけ根）でした。

それまで、患者さんはマイナー発作をよく訴えていましたが、学会ではその存在が疑問視されていました。私もマイナー発作については「ある」とも「ない」とも言い切れない、宙ぶらりんな立場でした。

ところが、いざ自分が経験してみると、その存在に確信を持ちました。

図26：マイナー発作

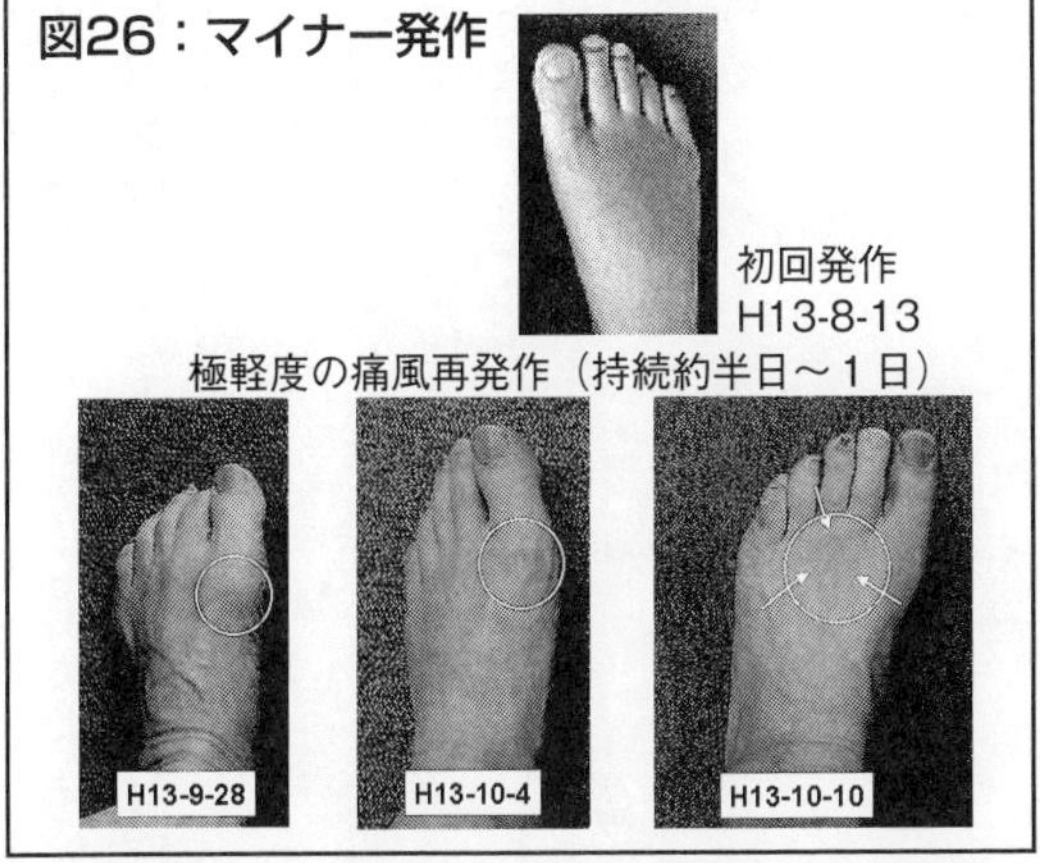

図27：マイナー発作

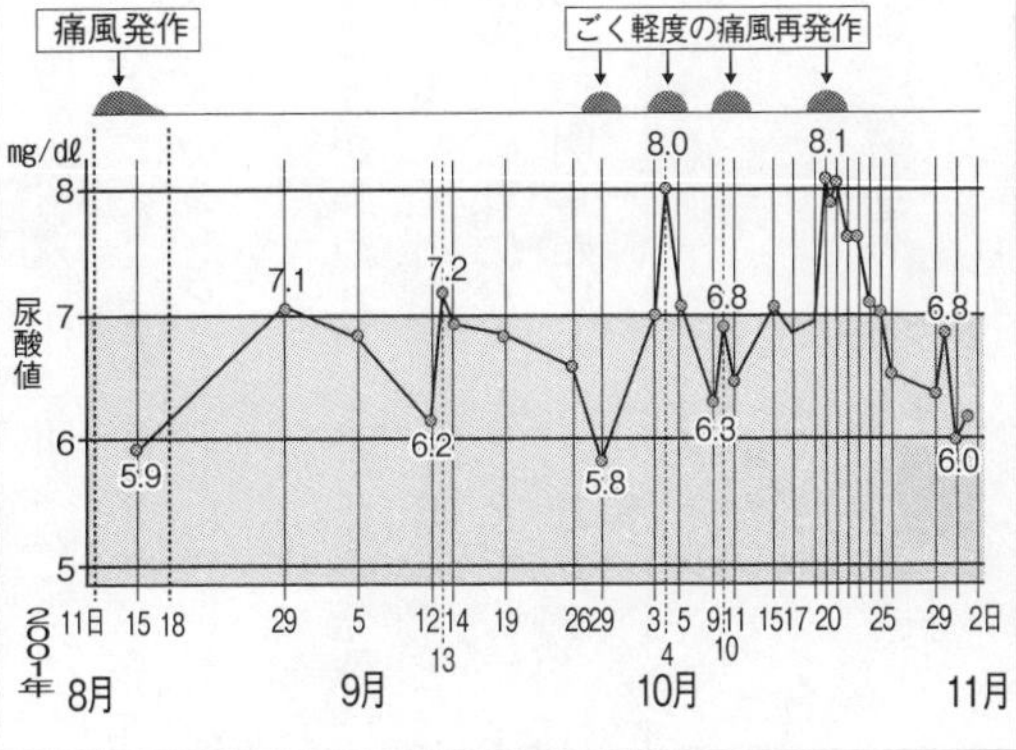

理由は、前ページの図26の写真に示すように痛い部位に必ず発赤腫脹《ほっせきしゅちょう》が見られたことと、図27に示すように、一般的な痛風発作と同様の発作が、尿酸値の急激な上昇または下降と連動して見られたことによります。発作は尿酸値が上がったときだけでなく、急激に下がったときにも起こるものなのです。

以上により、実際にマイナー発作があることがわかり、またその発作は通常の痛風発作と同じように尿酸値が上昇、もしくは急激に下降したときに起こることがわかりました。自分自身が痛風患者になったことで、マイナー発作という痛風に関する事実が、また一つ明らかになったのです。

第四章

合併症を防ぐには

痛風の合併症

合併症とは、ある病気と関連して新たに起こる他の病気を言います。たとえば風邪の合併症に肺炎があります。風邪のウイルスが呼吸器粘膜を破壊することによって、細菌が感染して肺炎が引き起こされるのです。痛風にもたくさんの合併症があり、痛風の本当の怖さは一時的な激痛よりもむしろこの合併症にあります。

直接的な合併症としては、腎《じん》障害と尿路結石があります。これに加え、痛風や高尿酸血症の人によく見られるものに、高血圧と心血管障害、高脂血症、耐《たい》糖能《とうのう》異常・糖尿病、肥満などがあり、これらは痛風と同じく生活習慣病と呼ばれるものです。また、これらの病気は何も痛風・高尿酸血症から一方的に合併されるわけではなく、それぞれがお互いの病気を誘発し合います。そして、ひどいときにはいくつもの生活習慣病を同時に引き起こすことになるのです。

つまり、痛風でありながら肥満であり、さらに高血圧でもあるといった具合です。このような複数の生活習慣病が重なって起こる病態を、マルチプルリス

図28：高尿酸血症患者における生活習慣病合併の割合

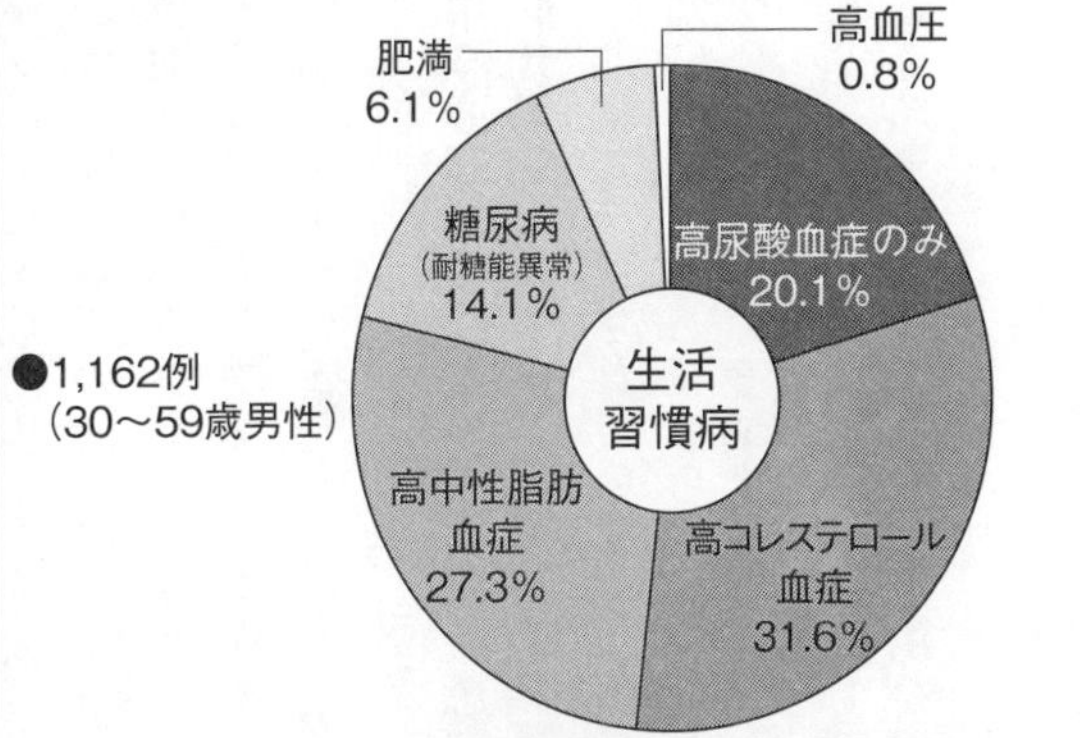

※細谷龍男：Medical Practice, 16(7),1080,1999

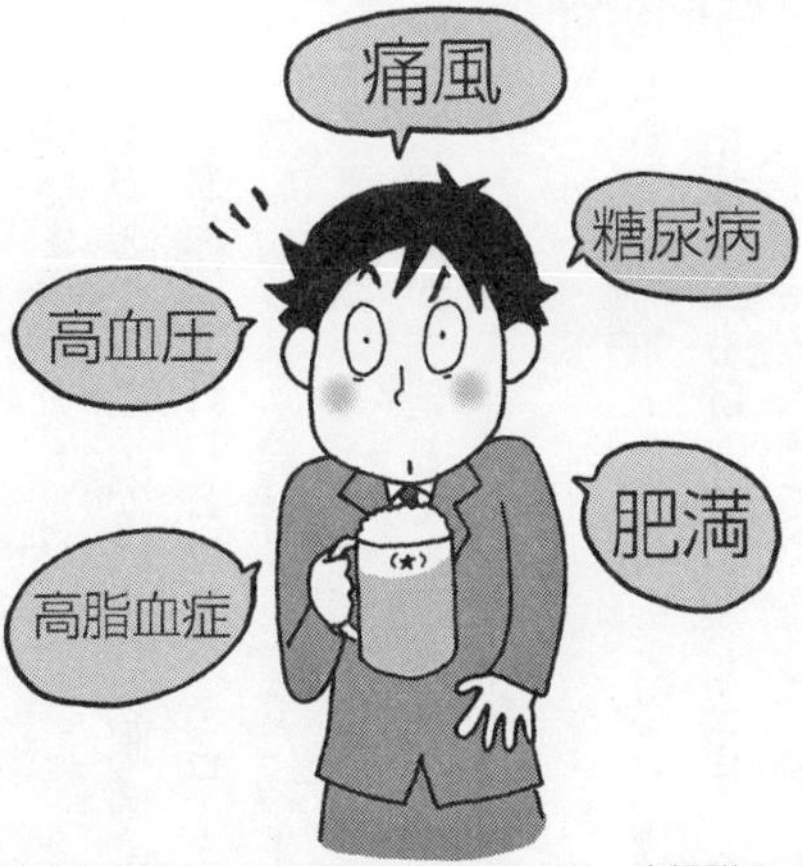

高尿酸血症はマルチプルリスクファクター症候群の一つ！

クファクター（多危険因子）症候群と呼びます。マルチプルリスクファクター症候群は以前は「死の四重奏」と言われていましたが、現在では「メタボリック（新陳代謝性）シンドローム」とも呼ばれています。

マルチプルリスクファクター症候群の恐ろしいところは、内臓脂肪型肥満（上半身肥満）、脂質代謝異常（高トリグリセリド血症、低ＨＤＬコレステロール血症）、高血圧、そして痛風、耐糖能異常・糖尿病などを同時に患った結果、脳卒中や心筋梗塞《こうそく》などの冠動脈疾患に陥る危険性が高いことです。

マルチプルリスクファクター症候群は生活習慣病が蔓延《まんえん》している現代社会において非常に注目されています。痛風と診断されたら、合併症がないかどうかを医師にチェックしてもらうべきでしょう。

この章では、痛風・高尿酸血症の合併症として最も重大な合併症とされている腎障害、尿路結石について見ていきます。治療法にも詳しく言及します。合併症は、痛風において重要な事項なので、原因から治療法まで注意して読み進めてください。

腎障害・尿路結石は最も危険な合併症

痛風・高尿酸血症になると高い確率で発症し、それでいて危険なのが腎障害と尿路結石です。

腎障害はその名のとおり、腎臓に障害が起こるということです。

尿路結石は尿路（尿の通り道）に溶けきれなかった尿酸が石のように固まってできます。

なぜ、尿酸が石になってしまうのでしょうか。尿は腎臓でつくられた後、尿管から膀胱《ぼうこう》を通過して、尿道までの尿路と呼ばれる道を通って体外に排出されます。このとき、尿の中に尿酸がたくさんあり過ぎると、尿に溶けきれなかった尿酸が結晶化してしまい、石のようなかたまりになってしまうのです。

この尿路結石は見つかった部分によって呼ばれる名前が変わってきます。尿管で見つかれば尿管結石、膀胱で見つかれば膀胱結石、尿道で見つかれば尿道結石といった具合です。

尿路結石は血液中の尿酸値が高いほど、そして尿中への尿酸排泄《はいせつ》量が多いほ

尿路結石と腎結石

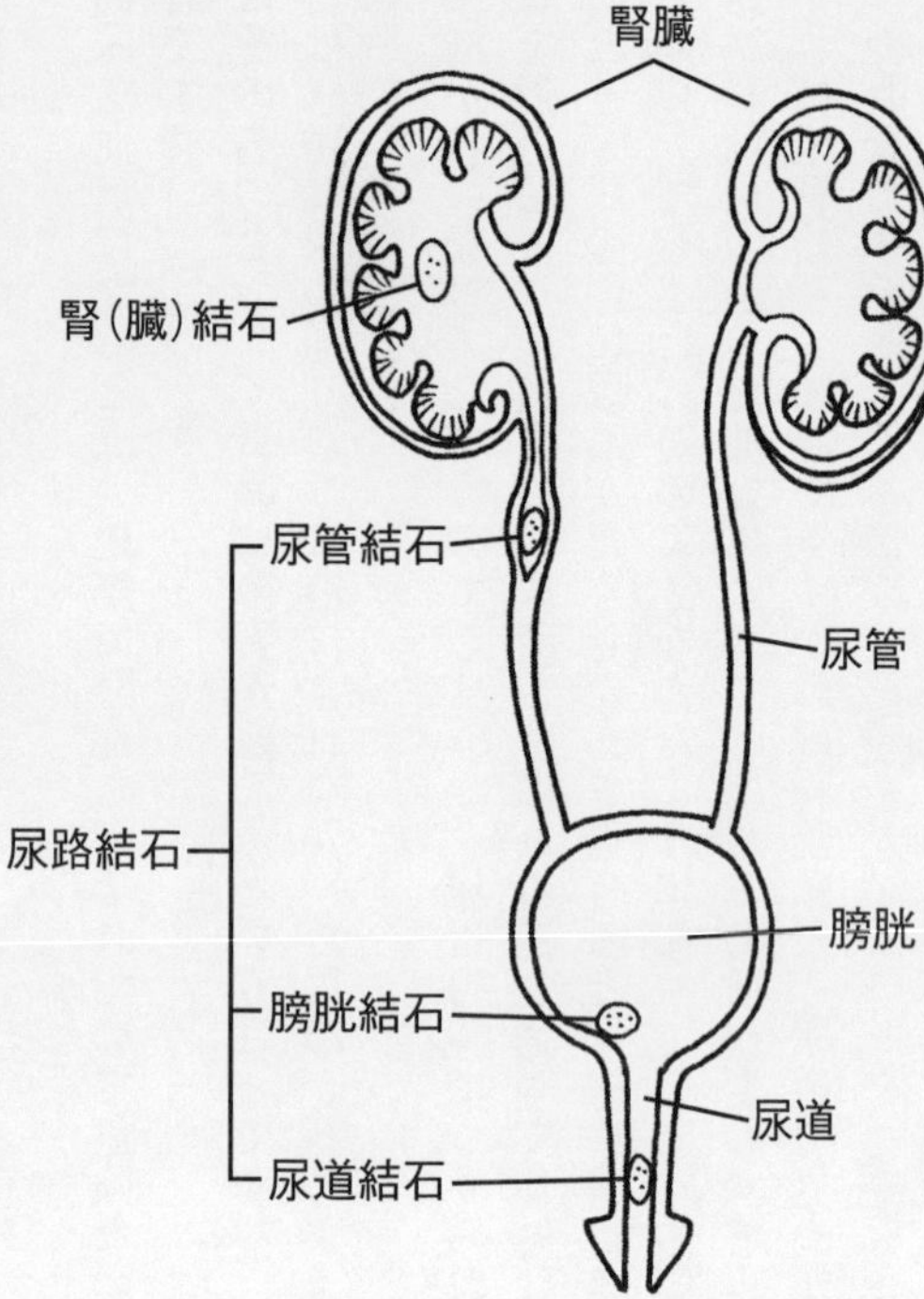
腎臓
腎（臓）結石
尿管結石
尿管
尿路結石
膀胱
膀胱結石
尿道
尿道結石

ど、高い確率で合併する傾向があります。

腎障害は決定的な症状に陥ってしまう前に早期発見をしなければなりません。ところが、自身で腎障害を早期に発見するのは簡単なことではありません。というのも腎臓は「我慢強い臓器」と言われており、負担を受けていても、なかなか自覚症状が現れないため、本人が気づかないのです。

痛みなどが生じれば、体の危険信号をキャッチすることができるのですが、腎臓の場合は機能が低下していても、めったなことでは悲鳴を上げて機能停止するようなことはありません。

その我慢強さが、治療するにあたって弊害となります。自覚症状がなかなか出ないだけに、気づいたときには腎障害がかなり進行してしまっているというケースがよくあるのです。病状が進行していれば、当然、それだけ回復も困難になります。

ただ、病状が進行していなければ過度に心配する必要はありません。うれしいことに、腎機能低下を合併する痛風患者の尿酸値を正常値に保つことができれば、腎機能もそれにともなって改善すると報告されています。

また、腎機能がある程度低下してしまった症例では、尿酸排泄促進薬より尿酸産生抑制薬を用いたほうが、腎機能が悪化する例が少ないこともわかっています。さらに、症状は出ていないけれど尿酸値の高い人（いわゆる無症候性高尿酸血症）を、尿酸降下薬を用いて治療したところ、尿路結石の発症を予防できたという報告もあります。

痛風や高尿酸血症の人が腎障害、尿路結石を起こしやすいのは、尿中尿酸が尿に溶けきれないレベルにまで達してしまうことが原因だと考えられています。この結石が腎臓の組織内にできると、腎臓の機能は低下してしまいます。また、尿酸が結石となる状態が腎臓から膀胱への尿の通路（尿路）で起こった場合には（これを尿路結石と呼びます）、それが原因で腎臓にも障害が及ぶことも少なくありません。

尿のpHを上げて腎障害・尿酸結石を予防！

さて、痛風や高尿酸血症の合併症である腎障害、尿路結石の主な原因は、尿酸値が上昇し続けることから、尿に溶けるはずの尿酸が溶けきれなくなり、結果として石（結晶化）ができてしまうことでした。この結石に対する治療は、以下の二方向のアプローチで行います。

●これ以上、石ができないように尿酸の結晶化を防ぐ

●すでに体内にたまってしまった石を溶かしていく

尿酸の結晶化を防いで石をつくらせないようにするには、理論的には以下の三つの方法が考えられます。

(1)尿酸を溶かす役割を持つ尿の量を増加させる

(2)尿酸そのものを少なくして、尿路結石をつくりにくくする

(3)尿のpH（ペーハー）を上げる。つまり、尿をアルカリ側へ移行させ、尿酸が溶けやすくする（尿の酸・アルカリ度を「尿のpH」と言い、pH測定と言ったら、この酸・アルカリ度を計測するための検査を指す。pH値は低いほど酸性が強く、高いほどアルカリ性が強い）

尿酸の結晶化を防ぐためには以上の三つのアプローチがありますが、もちろんこれらの処置を同時に行うことも可能ですし、有効的な手段だと言えます。

(1)は尿の量をどんどん増やして尿酸を溶かそうということです。(2)は尿酸産生抑制薬などで、尿酸の量を減らして、石ができる可能性を低くします。

しかし、尿の酸性度が強い(すなわちpH値が低い)と、(1)のようにただ尿の量を増やすだけでは尿酸がうまく溶けない場合があります。そのように尿の酸性度が強くなってしまっている場合には、(3)のようにpHを上げなくてはなりません。

もちろん誰でも最初から尿の酸性度が高いわけではなく、健常者ならば、酸性とアルカリ性の中間レベルに収まっているものなのですが、痛風や高尿酸血症の患者さんのように尿酸値が上昇している人は、尿が酸性に傾きやすくなる傾向があるのです。また、アルコールを大量に飲むとそのためにできる乳酸により、尿のpHも酸性に傾きます。

尿酸値は数値が高いほど危険ですが、pHの場合はその逆で、程度にもよりますが、数値が高いほうが安全だと言えます。

具体的にはpH六・〇未満だと酸性度が強い方向に傾いている状態で、この酸性度が強くなっている尿を正常範囲のpH六・〇以上に戻すことが痛風、高尿酸血症に合併する腎障害予防、および治療に効果的だと考えられています。

また、尿路結石に対してもpH六・〇未満の酸性尿を正常に戻すことが治療に効果的だとの報告は多く、一部で結石が完全に溶けたことも認められています。

尿のpHを上げる必要性があるかどうかを調べるために行われた比較実験というものがあります。以下のAとBの二つのケースを見てください。

A・単独療法…尿酸排泄促進薬「ベンズブロマロン」のみの服用
B・併用療法…尿アルカリ化薬「クエン酸カリウム・クエン酸ナトリウム配合剤」である「ウラリット」と尿酸排泄促進薬「ベンズブロマロン」の併用療法

Aの「単独療法」は、尿酸の排泄を促す薬「ベンズブロマロン」のみを使って尿酸値を落とそうとしています。つまり、尿のpHを上げることなしに、尿酸

図29：尿pH　酸性とアルカリ性

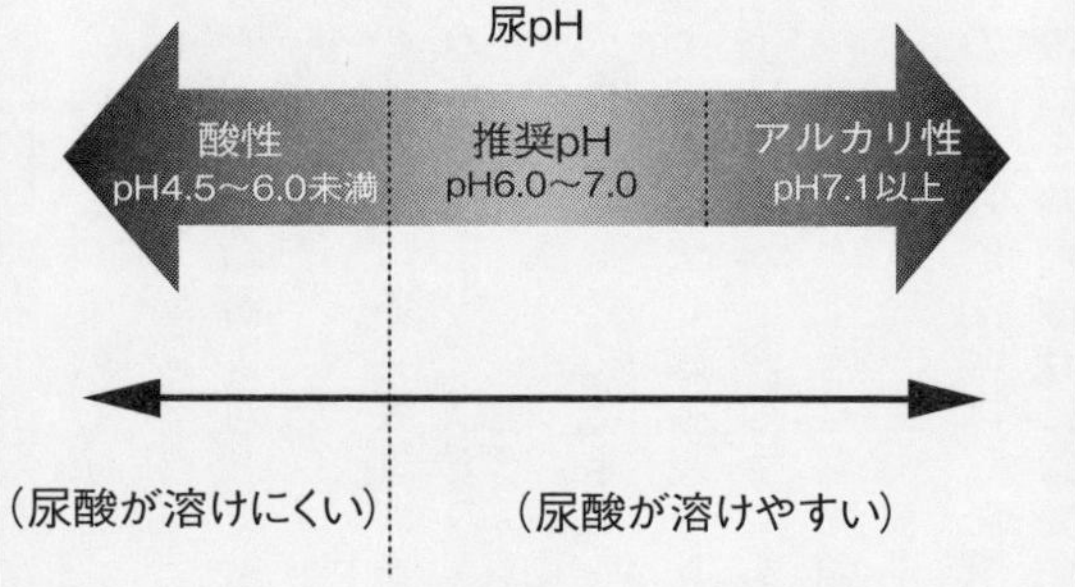

値を下げようとしています。

一方、Bの「併用療法」では、尿酸の排泄を促す薬だけでなく、尿のpHを上げてアルカリ性の方向へ導くために、尿アルカリ化薬を併用するものです。

実験の結果は予想どおり、「併用療法」のほうが、「単独療法」と比べて、たんぱく尿、血尿の頻度が低く、また、結石ができにくく、腎障害も少ないことが確認され、治療法として優れていることがわかりました。

この結果からわかることは、尿酸は酸性度が強い状態だと溶けにくい、ということです。ですから、尿アルカリ化薬などで尿の酸性度を落としてから、尿酸降下薬を使うことにより、尿路結石と腎障害を予防することが有効なのです。

単独療法と併用療法——私の実験

pH実験のまとめとして、私の場合は、尿アルカリ化薬の「ウラリット」を飲む必要があるのかどうかを検討した結果を、次ページの図30に示しておきます。

このグラフは、大阪みどりヶ丘病院の清水徹先生がつくられた図を改編したもので、尿酸排泄促進薬で成分がベンズブロマロンの「ユリノーム」のみを服用した場合と、「ユリノーム」に「ウラリット」を併用した場合とにおいて、それぞれアルコールを大量に飲んだ翌朝の尿pHと尿酸値を、清水先生のグラフに当てはめて作成したものです。

「ユリノーム」のみを服用して、しかもアルコールを大量に飲んだ翌朝は、尿中尿酸値は予想どおり上昇しますし、またそれによってpHが酸性側に傾くために、尿酸結石ができる危険領域にまで到達することもあります。

ところが、これに「ウラリット」を併用するとアルカリ側に導かれるため、危険領域から回避できることがわかりました。

アルコール痛飲時には尿の尿酸値はもっと上がっているので、痛飲時に「ウ

図30：薬と尿酸値

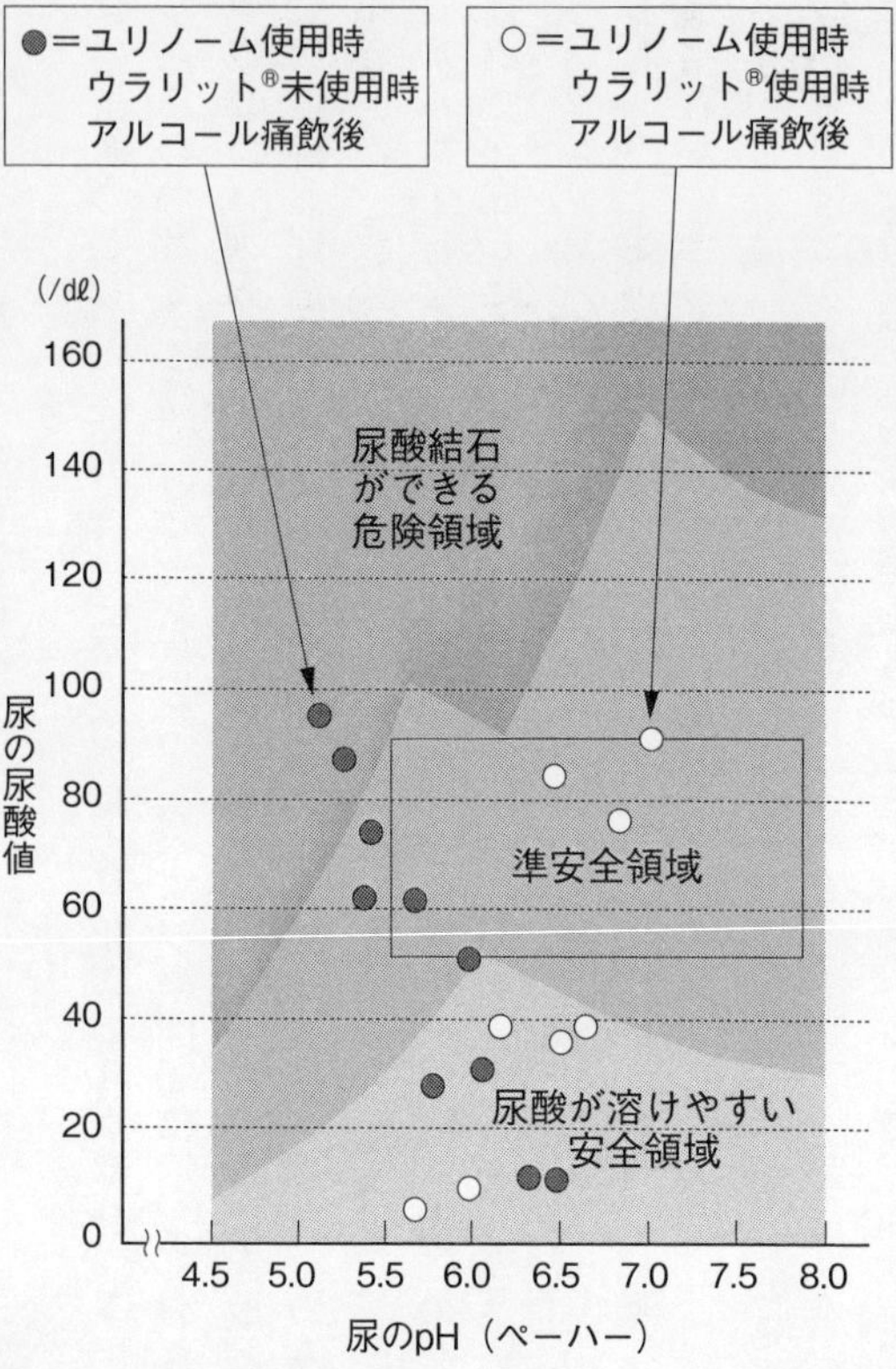
●＝ユリノーム使用時
ウラリット®未使用時
アルコール痛飲後
○＝ユリノーム使用時
ウラリット®使用時
アルコール痛飲後
(/dℓ)
160
140
120
100
80
60
40
20
0
尿の尿酸値
尿酸結石
ができる
危険領域
準安全領域
尿酸が溶けやすい
安全領域
4.5
5.0
5.5
6.0
6.5
7.0
7.5
8.0
尿のpH（ペーハー）

ラリット」をたくさん飲んだ私の作戦がみごとに当たっていたことも、このグラフは物語っています。

このように「ユリノーム」「ウラリット」という二つの武器を使いこなすことで、好きなアルコール、そしてまた仕事上においても必須なアルコールを飲み続けることができたのです。

尿酸排泄促進薬は117〜119ページに紹介してありますので、ここでは、尿アルカリ化薬を紹介します。

尿アルカリ化薬

主成分名：クエン酸カリウム・クエン酸ナトリウム

【代表的な薬剤】

ウラリット配合錠

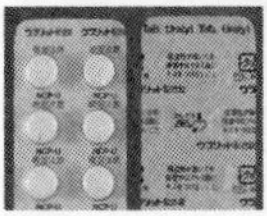

日本ケミファ
錠剤　白
NCP U

ウラリット-U配合散

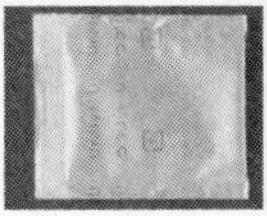

日本ケミファ
粉末　淡橙
–

【ジェネリック薬】

トロノーム配合錠

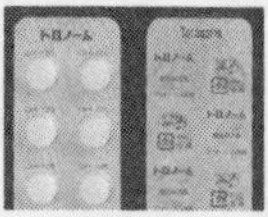

大原薬品工業
錠剤　白
OH-125

トロノーム配合散

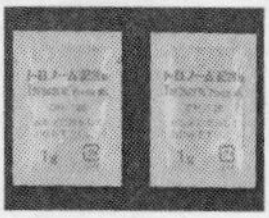

大原薬品工業
粉末〜粒　淡橙
OH-126

ピナロック配合錠

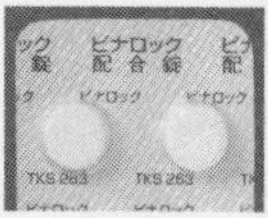

ナガセ医薬品
錠剤　白
TKS263

ピナロック配合散

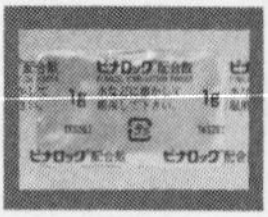

ナガセ医薬品
細粒状　薄橙
TKS262

ウタゲン配合散

全星薬品工業
粉末　淡橙
－

結石に関することで最後に注意点を一つあげておきます。痛風や高尿酸血症の人で、尿酸コントロール薬として尿酸排泄促進薬を服用している人は、もし結石が見つかった場合、尿酸産生抑制薬であるアロプリノールまたはフェブキソスタット、あるいはトピロキソスタットに切り替えることも検討する必要があります。

なぜなら尿酸排泄促進薬には、その名のごとく尿酸を腎臓から多く排泄させる効果がありますが、同時に尿路を流れる尿中の尿酸濃度を高くしてしまうので、その結果、尿酸が尿に溶けきれなくなり、結石がつくられてしまうことがあるのです。ですから、早めに尿酸産生抑制薬に切り替えて、それ以上の結石をつくらせないようにしなければなりません。

　このように痛風治療中でも結石ができてしまった場合には、とくに治療に注意を払う必要があるのです。

感動的な出合い

　さて、痛風や高尿酸血症の最も怖い合併症は腎障害と尿路結石だということがわかっていただけたでしょうか。この二つの病気は結石ができることが原因で生じるもので、治療の中心も結石を溶かすことでした。

　こうやって長々と説明してきたのは、私自身も尿酸値の上昇によって、この腎結石ができてしまう危険性があったからです。結石のことを考えると、尿酸治療薬を服用するにあたって、尿酸値だけでなく尿のpHを調べる必要がありました。尿酸値と同じく、pHも毎日自分自身で記録しようとしていたのですが、なかなか目的に合ったpH測定器具が見つからなくて困ってしまったのです。

　一般に検査センターなどで使われているpH測定器具はとても大きくて、一人で常に持ち運ぶということは不可能でした。

濾紙《ろし》による簡便な測定法もあるのですが、医師として記録しようとしているわけですし、できるだけ正確な数値を知りたいという思いが強くありました。

また、血清尿酸値のように一日に何回も測ることを考えると、どうしても持ち運べる小さめの測定器具が欲しかったのです。勤務先の附属病院の検査室とも相談しましたが、そのようなコンパクトな器具はないとのことで、ほとんど諦《あきら》めかけていました。

二〇〇二（平成一四）年一月に入ると、ストレスの暴走により、治療薬の服用を免れなくなってしまいました。「もう、これは薬を使用しないと危ない」と感じたのです。

第三章で述べたように一時間尿法によって自分が尿酸排泄低下型だとわかった私は、尿酸の排泄を促す尿酸排泄促進薬の使用を考えていましたが、もし尿の酸性度が強くなっていた場合には、排泄促進薬を服用すると尿酸が固まり、腎結石や尿路結石ができやすくなる可能性がありました。

pHを測ってみて、本当に酸性度が強かったら、酸性尿の改善薬である「ウラ

pH測定器具一式

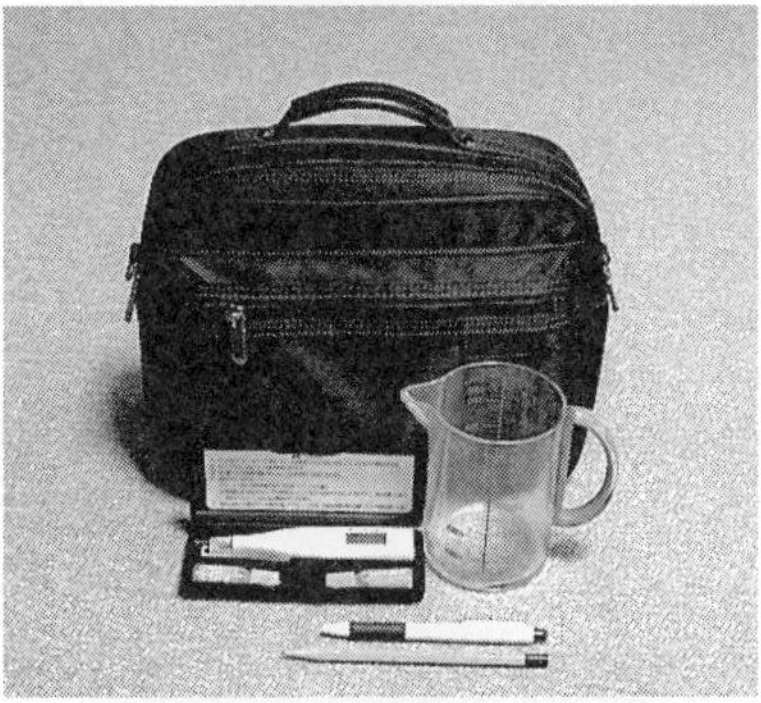

ついに見つけた理想的な測定器具

リット」を服用しなければいけません。

　こうした事情から、自分の尿pH値の正確な日内変動を見る必要があり、やはりどうしてもコンパクトなpH測定器具を手に入れる必要に迫られていたのです。

　何日かそうやって悩んでいたときのことでした。神様は突然、手を差し伸べてくれるものです。尿酸値が下がらず、ついに薬の服用を決めた一月二七日（私が還暦を迎えた日）の二日前（一月二五日）のことです。きわめて正確なデジタルpHメーターという理想的な測定器具に出合うことができたのです。このメーターはpHを〇・一刻みで測ることができ、しかも持ち運びできるのです。

開始時の記録紙

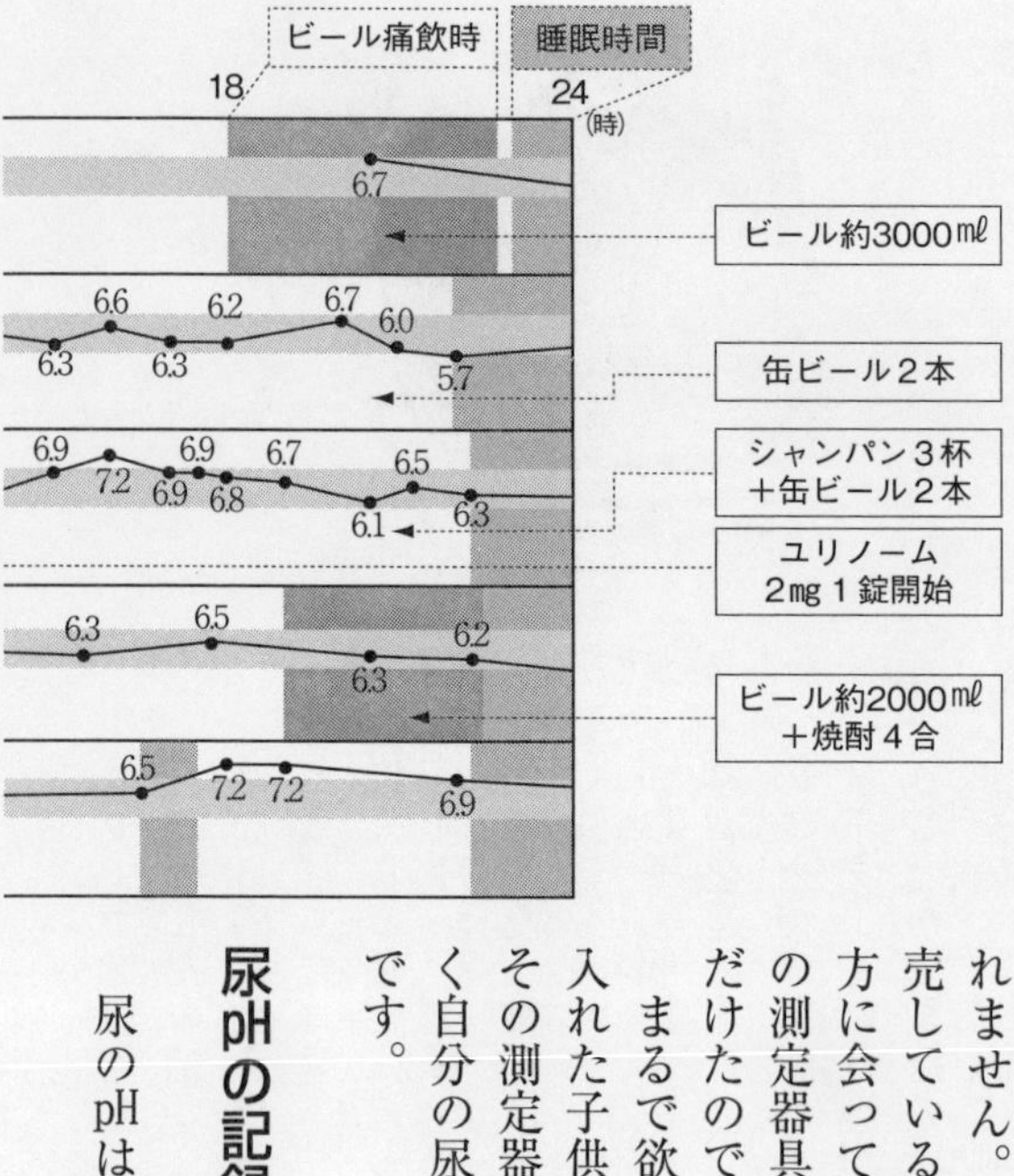

あのときの感動は今も忘れられません。「ウラリット」を発売している製薬会社の研究所の方に会って相談したところ、この測定器具の存在を教えていただけたのです。

まるで欲しかった玩具《がんぐ》を手に入れた子供のように喜んだ私は、その測定器具を入手し、さっそく自分の尿のpHを測ってみたのです。

尿pHの記録を開始！

尿のpHは目標値がpH六・〇～

図31：尿pH測定

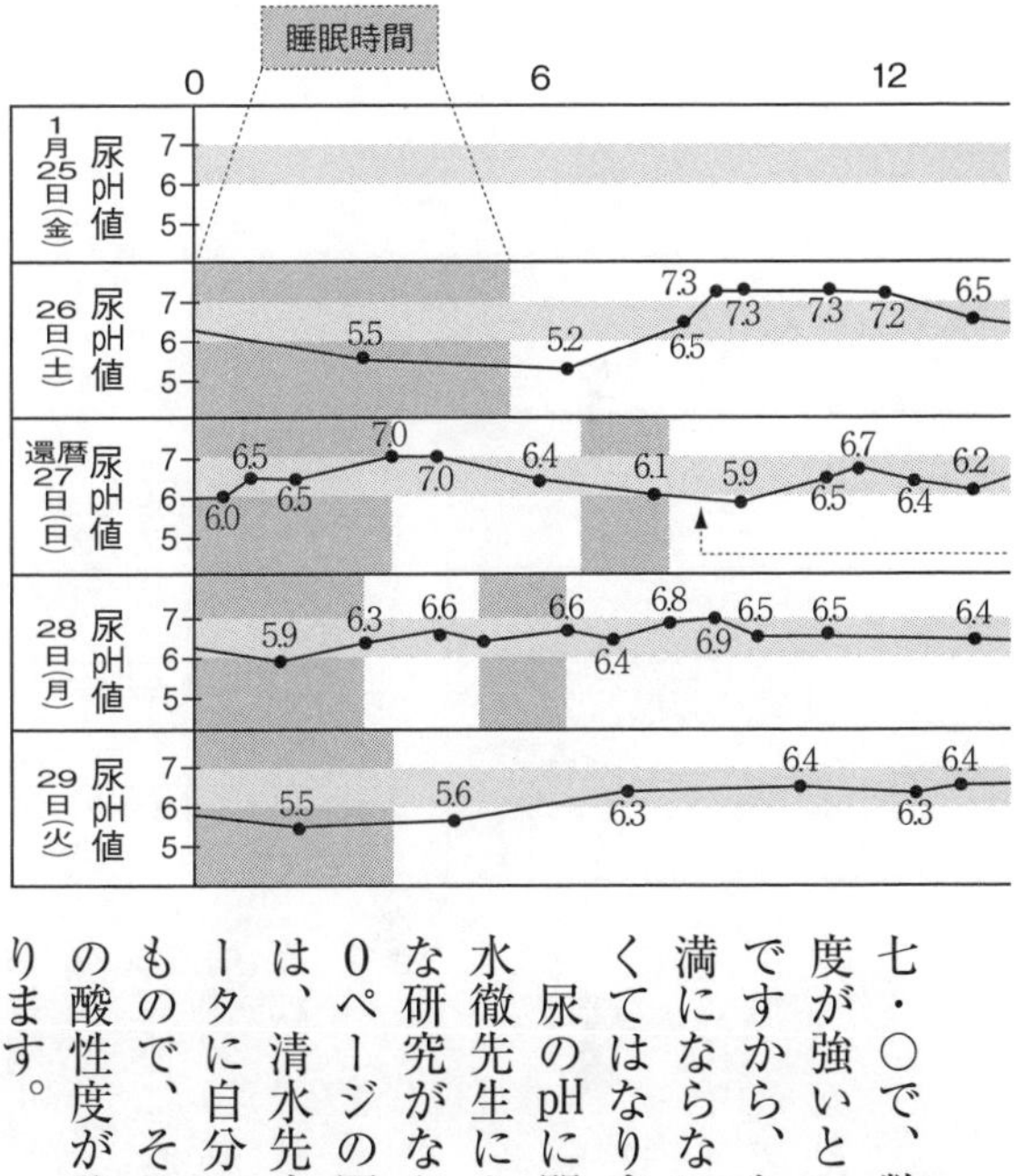

七・〇で、数値が低いほど酸性度が強いということになります。ですから、なるべくpH六・〇未満にならないように気をつけなくてはなりません。

　尿のpHに関しては、前出の清水徹先生によって、すでに十分な研究がなされています。１６０ページの図30で紹介したものは、清水先生の図を改編し、データに自分の数値を当てはめたもので、それによって自分の尿の酸性度が強いか弱いかがわかります。

　まず、初めて測定した値がpH

の尿pH記録

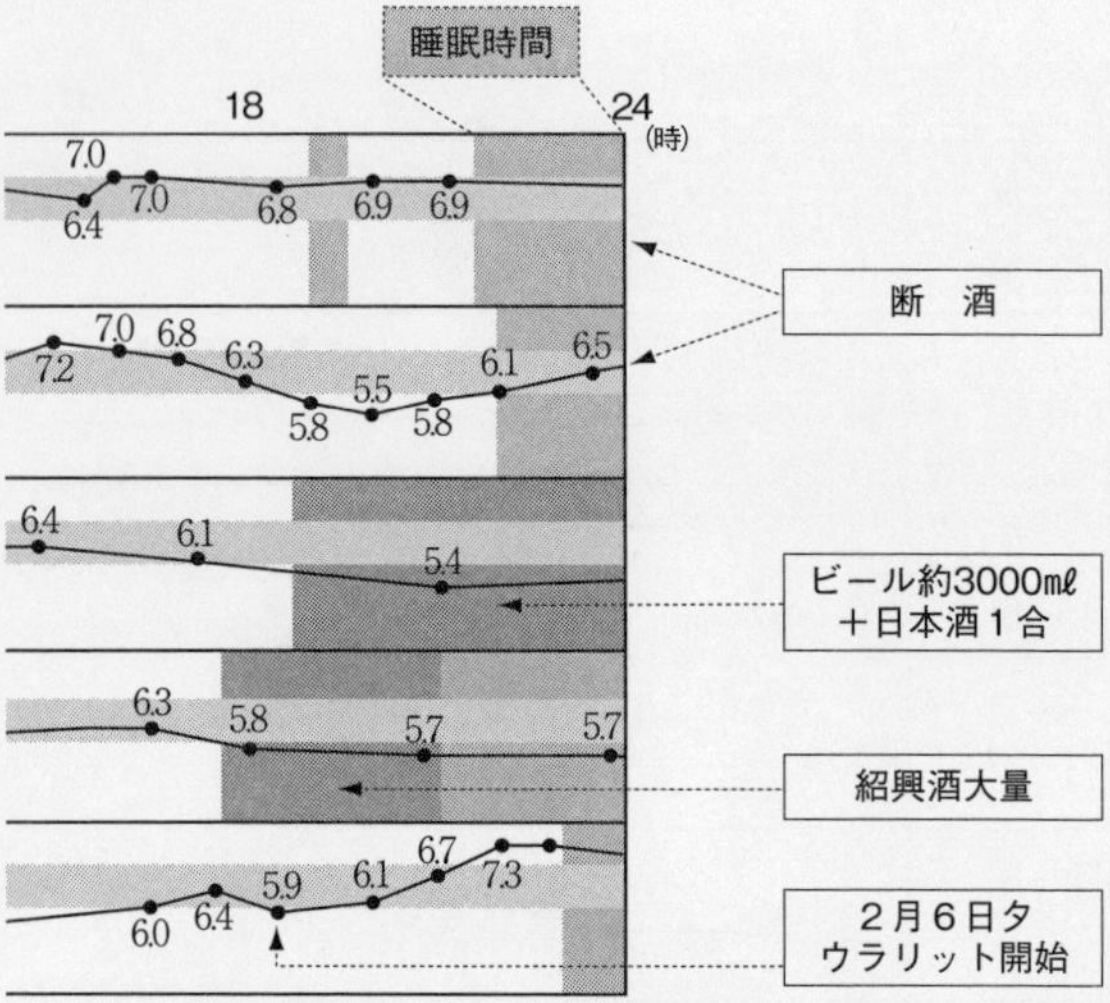

六・七でした。何度測り直しても毎回正常値の範囲内であるpH六・七で、なんだかその再現性に無性に感動してしまいました。

前ページの図31を見てください。これが、測定開始時の記録表です。ここでpHの動きを私の飲酒生活と絡めてまとめてみます。

①一月二五日（夜）はビールを約三〇〇〇mℓ飲酒しました。すると、pH六・七だった尿のpHは、なんと翌朝にはpH五・二まで低下していました。つまり、pH一・五の低下を記録したのです。

図32：「ウラリット服用開始前後」

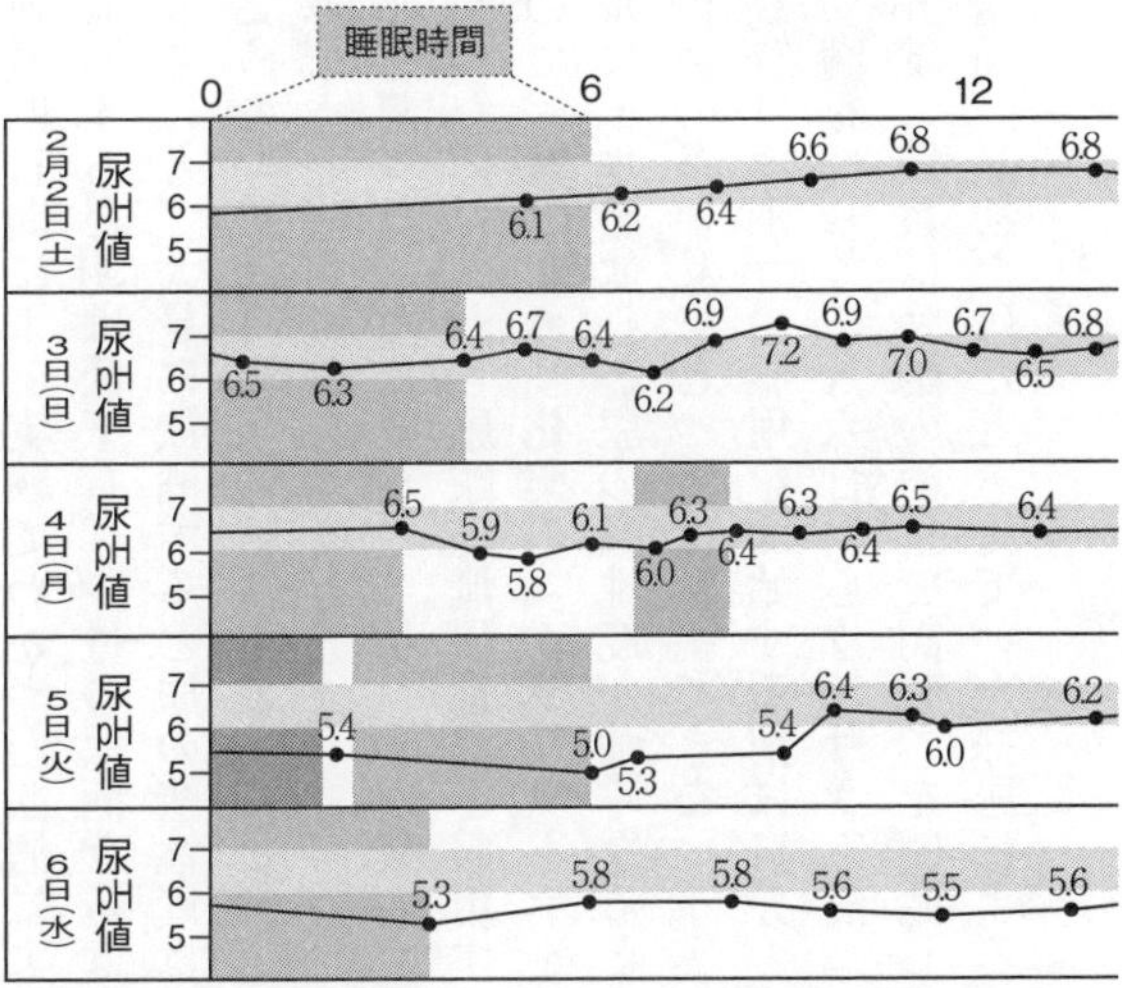

②続く二六日（夜）はビール七二〇mℓを飲酒しましたが、翌朝はpHの低下は見られませんでした。

③その翌日の二七日（夜）は「ユリノーム」の服用を開始したことと還暦の両方を祝ってシャンパン三杯＋缶ビール二本を飲酒しましたが、この程度の少量のアルコール飲酒では、翌朝のpHの低下は見られませんでした。

④二八日（夜）にビール約二〇〇〇mℓ＋焼酎《しょうちゅう》四合と多めに飲んだところ、翌二九日の朝は

pH六・二からpH五・五に、pH〇・七の低下という結果が出ました。

連続四日間による実験でわかった飲酒によるpHの動きは、大量のアルコールを飲酒するとpHは低下し、少量の飲酒ならば変動なしという事実でした。

「なるほど、大量に飲酒すると尿の酸性度は実際に強くなっている」

こうなってくると、もう少し記録をとり、アルコールとpHの関係を追いかけてみようという気になってきます。

pHを測ったことによって、私の尿の酸性度は基本的には正常値だったことがわかったのですが、尿酸排泄促進薬を服用すると尿中の尿酸が濃くなってしまうので、尿アルカリ化薬の「ウラリット」を飲んだほうがいいのです。しかも、アルコールを飲むと尿の酸性度が強くなるということは、ビールや酒を痛飲する機会の多い私にとっては無視できない事実です。

「ウラリット」の服用を開始する前に自分のpHの正常値を把握しました。そして、満を持して二月六日からウラリット錠（一錠〇・五g）の服用（夕食後二～五錠、錠数は晩酌《ばんしゃく》の酒量で調整）を開始しました（前ページ図32参照）。

結局、最初だけだと考えていた採尿によるpH値の記録は、先にも述べた市民

尿pH記録紙全長

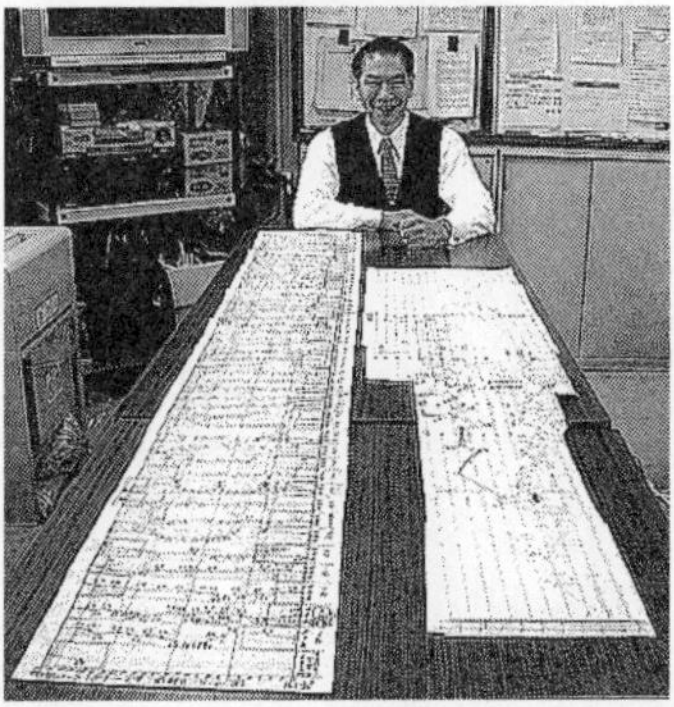

自分でもこんなにたくさん記録したのかと驚きました

公開講座の前日の〇二年三月一六日まで、五一日間にわたり連続六二四回、一度の採尿漏れもなく記録するにいたりました。

　上の写真は市民公開講座での講演の前日、大学の医局テーブルに尿pHの記録表と血中尿酸値の記録表を広げて、満足感に満たされている私の姿です。五一日間に一回の漏れもなく連続六二四回採尿したということは、一日平均一二回採尿したことになりますが、誤解のないように申しておきますと、これは私が頻尿であったというわけではなく、学問のために、できるだけ頻繁に（しぼりだしてでも）排尿したからにほかなりません。

　たとえば、１６９ページの図32の例で

見ても、二月三日から四日の朝にかけて一時間おきに尿量、尿pH、血中尿酸値などを測った日もあったので、勢い採尿の回数は多くなったというわけです。

六二四回の連続採尿から学んだこと

この五一日間の記録は実に多くのことを語ってくれています。そのいくつかを紹介しましょう。

最初は少量のアルコールと尿pHの関係です。左ページの図33に示すように、少量のアルコール摂取または断酒のときは、翌朝の尿pHの低下は全くないか、あってもごく軽度でした。pH実験を開始した初期の段階で、私の尿pHの日内変動のパターンは、夕食後に下がるパターンであるとわかっていたので、ウラリットは夕食後のみの服用でいいであろうと考えました。実際そのやり方で図34に示したように極めてよくコントロールされました。

次に174ページの図35で示すように、アルコールを大量に飲み、pHの動きを測ってみました。やはり、前日の夜にアルコールを痛飲した翌日の朝は、必

図33：少量のアルコールまたは断酒時の尿pHの変動

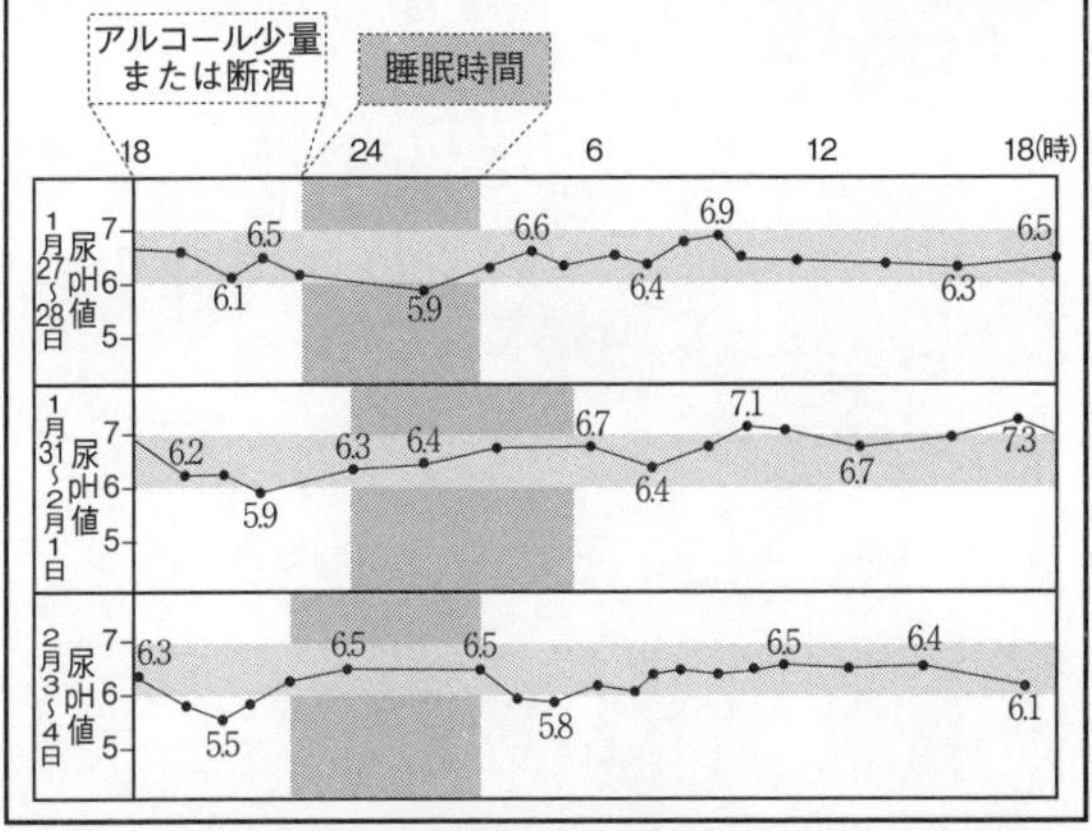

図34：少量のアルコールまたは断酒時と
ウラリット2〜5錠の服用による尿pHの関係

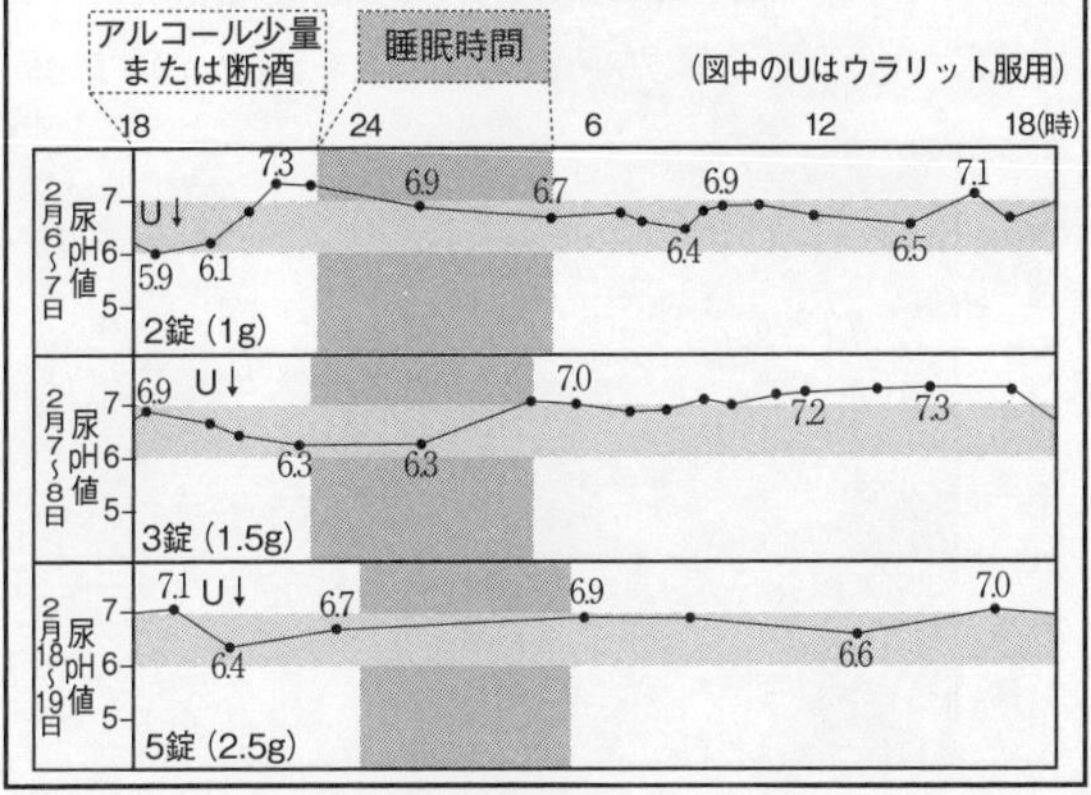

図35：アルコール痛飲後の尿pHの変動

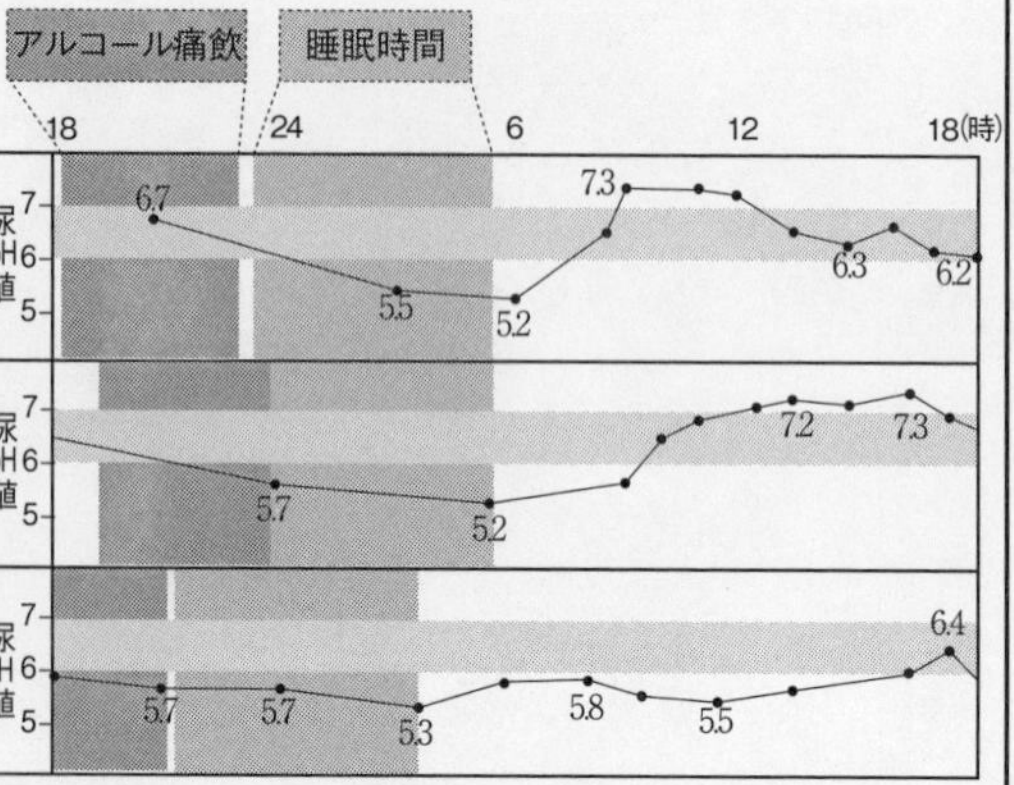

図36：アルコール痛飲時にウラリットを
2～30錠服用したときの尿pH

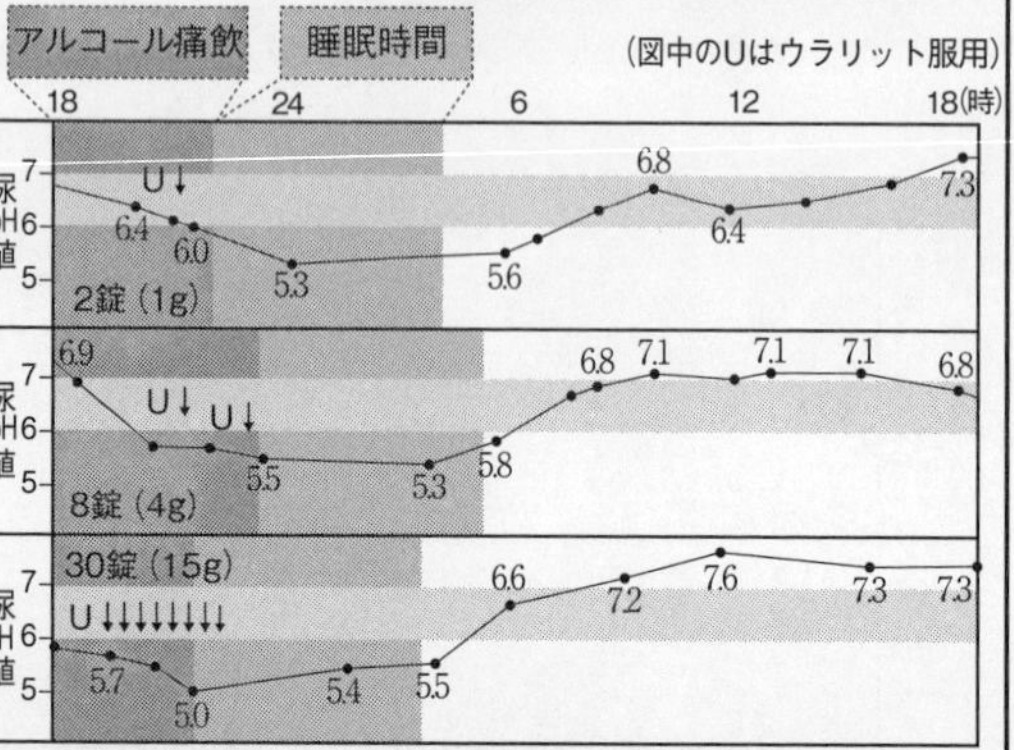

ずpHは著しく低下しています。

酸性度が強い状態は、尿酸が結石になることを助けます。尿酸が結石になると、腎機能などに対して深刻な悪影響を及ぼします。

このように「前日の夜に大量のアルコールを飲酒した翌日の朝は酸性度が強くなる」という事実にどのように対処すればよいかという難問を解決することは、週に何回もビールを大量に飲む私のような人間（そしてたくさんいると思われるアルコール好きな皆さん）にとってはどうしても必要なことです。

そこで、私はビールを痛飲した後にどの程度のウラリットを服用すれば、pHを正常値内に保てるかを調べることにしました。

図34、図36に例示したように、少量のアルコールを飲んだときにはウラリットを二～五錠、痛飲したときには二～三〇錠などと、分量を変えて服用してみました。

その結果、ウラリットの分量が多いほど翌日の昼間のpHの上昇が大きいことがわかりました。ウラリットの副作用はほとんどないと言っていいのですが、尿pHが長期間にわたって極端にアルカリ化し過ぎると、リン酸カルシウムの結石ができることがあります。しかしながら、これもあまり気にする必要はありません。日本で通常使う程度のウラリットの量では、リン酸カルシウム結石ができることはないからです。

実験を繰り返した結果、最終的に五〜一〇錠程度のウラリットをアルコールの分量に合わせて飲めばよいとの結論に達しました。

つまり、ほどよいpHの上昇（尿が酸性からアルカリ性に移行）によって、酸性度が強い状態のときにできやすい結石を溶解させ、石がつくられない程度のpHを保つためには、私のアルコール痛飲においてはこの程度飲むだけでよいという考えにいたったわけです。事実、私はその後、尿のpHを完全なコントロール下に置き、ルンルン気分で飲酒を続けさせていただきました。

もう一つ、重要なことは、このような飲酒量とpH値の関係は、ビールだけでなく、焼酎や日本酒を飲酒したときも同様に言うことができるということです。何度も確認したので間違いありません。犯人はビールではなくアルコールだったのです。そして、そのカラクリは先に説明したように、大量のアルコールを飲むと血液中に乳酸が増えるため、その影響で尿中の酸性度が強くなるからと考えられるのです。

腎障害、尿路結石の薬物治療のまとめ

ここで、痛風の合併症で最も注意しなければならない腎障害・尿路結石についてもう一度まとめます。

これまで説明してきたように、腎障害や尿路結石を予防するためには尿酸降下薬と尿アルカリ化薬を上手に使う必要があります。基本的には尿路結石がある場合には、尿酸降下薬として、尿酸産生抑制薬であるアロプリノールまたはフェブキソスタットあるいはトピロキソスタットの服用が中心となります。

また、尿酸排泄促進剤は一時的に尿中の尿酸値を上昇させてしまうので、腎機能が低下しているなど病状がある程度進行している状態のときは服用を避けます。

ただし、フェブキソスタットあるいはトピロキソスタットは、第三章で説明したように、腎機能低下が軽度から中等度であれば、減量することなく、血清

痛風患者において
尿アルカリ化薬が必要なのは次の場合

1. 酸性尿があり（尿pH6.0未満）、食事療法によって酸性尿が治らない症例
2. 尿中の尿酸排泄量が増えた場合（１日尿中尿酸排泄量800mg以上が続く場合）
3. 尿酸産生過剰型の場合
4. 体内の尿酸プールが激しく増えると予想される場合
5. 尿酸排泄促進薬を使用している場合
6. 尿路結石が過去にできたことがあるか、あるいは現在、尿路結石がある場合
7. 高尿酸血症によって腎障害の合併が疑われる場合（ただし腎不全は除く）

尿酸値を低下させることが可能です。

もし、病状が初期の段階であれば、アロプリノール（五〇～一〇〇mg／日）と尿酸排泄促進薬のベンズブロマロン（二五～五〇mg／日）の少量併用療法も有効です。

pH測定によって尿の酸性度が強いとわかったら、尿アルカリ化薬で尿を酸性尿からアルカリ側に傾けなくてはなりません。食事療法でアルカリ化にもっていく方法もありますが、この食事療法についてはあまり神経質にならないほうがいいと思います。私の場合は全く気にせずに食事しています。

尿アルカリ化薬はクエン酸製剤であ

るウラリットが主に用いられます。

服用は尿pHを六・〇〜七・〇に保つために、一回につき一gを一日三回（朝、昼、夜の三食後）に分けて服用するのが通常の方法ですが、私は夕食後のみアルコール量に応じてまとめて服用していました。

尿アルカリ化薬の適応は、右ページに示しました。

痛風と似た病気

次に、足の病気で痛風と間違えやすいものを紹介します。

外反母趾《がいはんぼし》

外反母趾によって足の親指に痛みが生じたときに、痛風と間違えることがあります。

外反母趾は足の親指のつけ根の関節から先の骨が内側に曲がっている状態で、親指のつけ根が外側に突出します。この変形だけで、日常生活に支障がない程

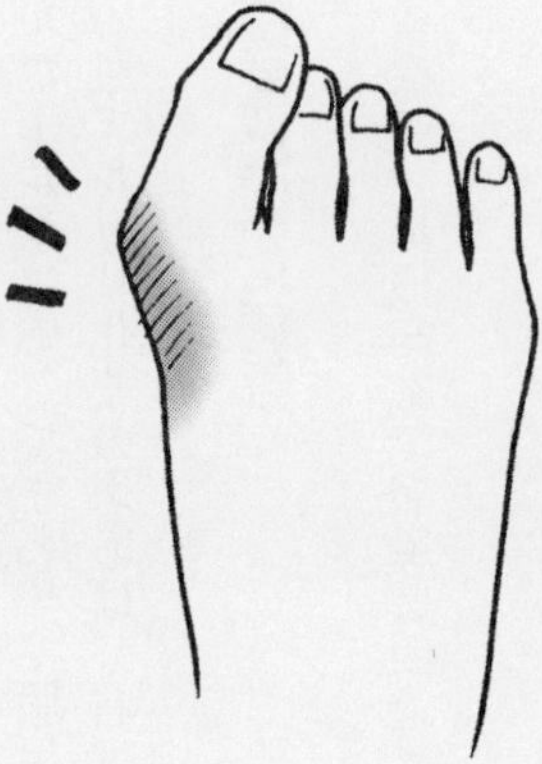

変形がひどくなると炎症が起こる外反母趾

度なら問題はありませんが、変形がひどくなると、その部分に靴ずれによる炎症が起きて、患部が赤く腫《は》れ、激しく痛むことがあります。

この症状が痛風発作と似ていることから、痛風と間違うことがあるのです。

外反母趾は痛風の場合と逆で、圧倒的に女性に多く起こります。これは、外反母趾が、ハイヒールのようなつま先の細い窮屈な靴を長期にわたって履き続けることにより、親指の関節が圧迫されて起こるからです。

外反母趾と痛風の症状の異なる点は、外反母趾は歩いて患部を動かしたときにのみ痛みを感じますが、痛風は安静にしていても激しく痛みます。

「痛風ではないか」と病院に来た女性の患者さんの大半は外反母趾です。女性の社会進出が進み、家庭の外で働く女性が増えるに従い、この病気も増加しています。

外反母趾の治療は、まず足の関節に負担をかけない、幅のゆったりした靴を履くことです。必要ならば、靴を履いたときに足の親指を保護する専用のサポーターを使用します。

痛みが激しいときには、湿布をしたり、非ステロイド系抗炎症薬による薬物治療を受けます。関節の変形が激しい場合には、手術で修正する必要があります。

痛風であるか外反母趾であるかは、整形外科で検査を受ければ、容易に判定できます。

蜂窩織炎《ほうかしきえん》

皮下に細菌が感染して、皮膚が腫《は》れ上がる病気です。

皮膚の上には通常多くの種類のバクテリアがいるのですが、健康な皮膚はバクテリアが侵入して体内で成長しないように食い止めてくれます。

しかし、皮膚に傷ができると、バクテリアはそこから体内に侵入し、そこで成長し、感染症と怪我《けが》に対する組織反応（炎症）を引き起こします。感染した部分の皮膚組織は赤くなり、熱をもち、痛みます。

変形性腰椎《ようつい》症による足の痛みやしびれ

痛風だと疑って受診する患者さんに意外に多いのが、この変形性腰椎症です。

年をとると体内の組織も成分が変わり、形にも変化が生じてきます。これは「加齢

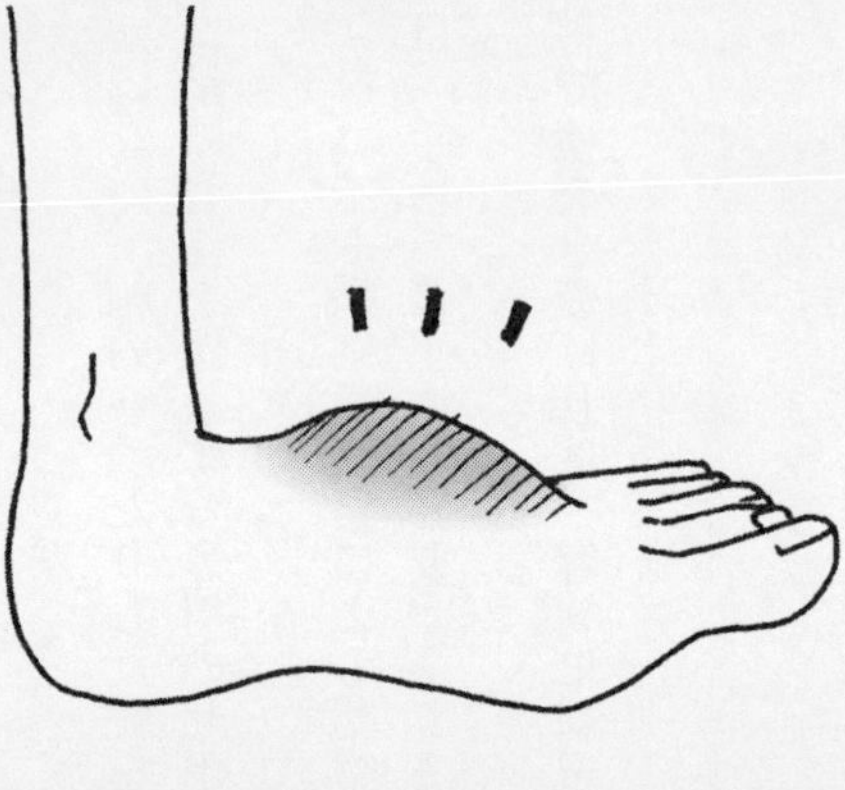

細菌が原因で皮膚が腫れ上がってしまう蜂窩織炎

変化」と呼ばれるもので、変形性腰椎症とは、背骨に起こった加齢変化により、椎間板《ついかんばん》の水分が減少し、クッション（弾力）としての機能がなくなってくるために、上下に連なっている椎骨の間が狭められ、スムーズな動きができなくなってしまうという症状です。

こうなるとストレスが生じ、それが原因で椎体縁《ついたいえん》の前方や後方に、骨棘《こっきょく》というトゲのようなものができてしまいます。このトゲによって神経が圧迫され、腰だけでなく足にもしびれや痛みを感じるようになるのです。

偽痛風《ぎつうふう》

偽痛風（関節軟骨石灰化症）は、症状は痛風に似ていますが、その名のとおり痛風とは異なる別の病気です。痛風の原因は尿酸ですが、偽痛風は、ピロリン酸カルシウムという結晶が関節炎を起こすことで痛みを発生させます。膝関《しっかん》節《せつ》や足首の関節に発作が起こったときに、レントゲン写真を撮ると、関節の中に石灰化が見られ、石灰化の起こらない痛風との差別化ができます。

偽痛風は、発作の症状は痛風とそっくりですが、痛みは痛風発作ほど激しく

偽痛風の仕組み

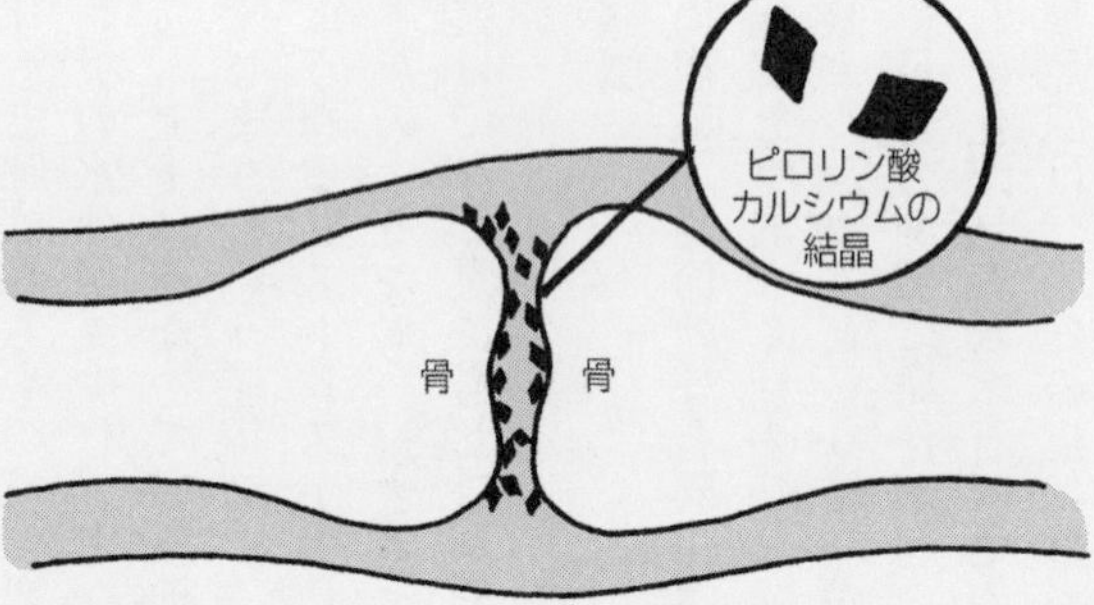

ピロリン酸カルシウムの結晶が関節軟骨にたまると、
炎症を起こす。痛みは痛風ほどではない。

はありません。また、三〇代以上の男性患者が中心の痛風に対し、偽痛風は男女関係なく主に高齢者に起こることが多いのが特徴です。

慢性関節リウマチ

慢性関節リウマチとは、たくさんの関節が慢性的に痛み、腫れや炎症が全身に広がっていく病気です。これらの症状が続くと、しだいに関節が変形して日常生活が不自由になります。

慢性関節リウマチについては現在でもはっきりとした原因がわかっていませんが、膠原病《こうげんびょう》という自己免疫疾患の一つと考えられています。

自己免疫疾患とは、本来人間の体には、体外から侵入してきた細菌や毒物を撃退する免疫システムが備わっていますが、これがなんらかの原因で誤作動し、守るべきはずの自分自身の肉体を有害物質だとして攻撃してしまうことで発症する病気です。

慢性関節リウマチは二〇～四〇歳代の人が発症しやすく、男女の比率を見てみると一対四と女性に多く、痛風とは対照的です。

回帰性リウマチ

関節が急に腫れて、発作的に関節炎を繰り返す原因不明の病気です。通常、関節炎は、一～三日ぐらいから一週間以内で自然に治まります。回帰性リウマチは、急性関節炎を繰り返すのみで、他の合併症をともないません。また、痛風より症状は軽度ですが、発作をよく繰り返すのが特徴です。

慢性関節リウマチと異なり、関節の変形は起きません。他の疾患との識別が重要であり、診断がなされれば治療は比較的単純で、予後も一部を除いて悪くありません。男女比は、ほぼ一対一です。

章末コラム

機中の飲酒で思わぬ発見

発見は思わぬときにできるものです。pHに関してもう一つおもしろいことがわかったので付け加えておきます。

二〇〇二(平成一四)年三月一日、日中に機内で缶ビール三本(約一〇〇〇mℓ)を飲んだときのことでした。その後のpHの動きがいつもと違うことに気づいたのです。

左ページのグラフを見てください。通常午前一一時ごろのpHは、六・九程度であるのに対し、三月一日はpH五・九まで下がったのです。翌日の二日も午前一一時ごろはpH六・九でした。そこで、翌日の三日が休日でたまたま予定が入ってなかったのを幸いに、さらに日中にビールを約三〇〇〇mℓ飲んだらどうなるかという、実に〝おいしい〟実験をすることにしました。

図37：ビール飲酒と尿pH値変動の関係

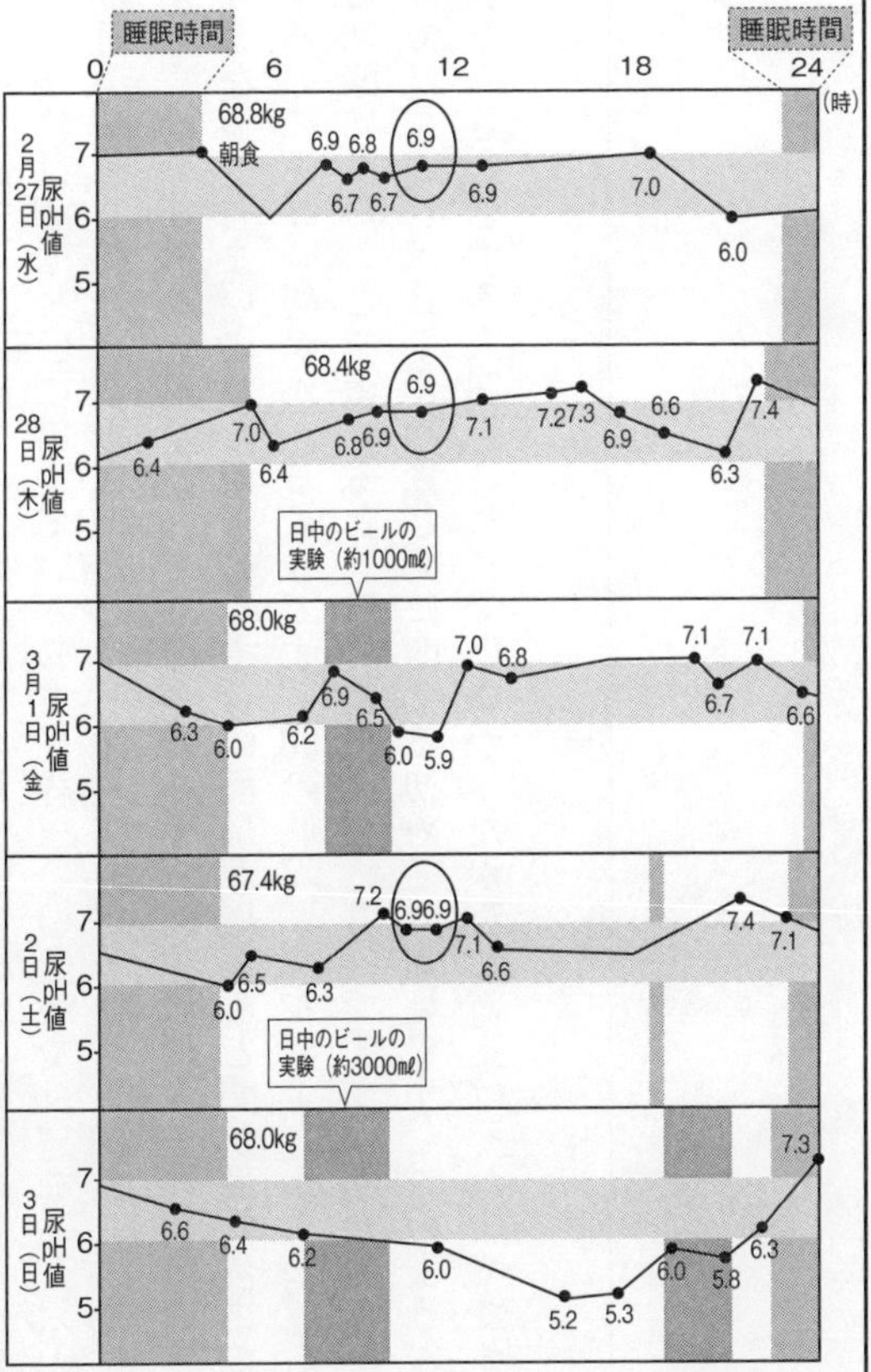

すると、約一〇〇〇㎖では一時間半後に最低値のpH五・九に達し、その一時間後にはpH七・〇に戻っているのに、約三〇〇〇㎖では、なんと六〜七時間かかって最低値であるpH五・二〜五・三まで下がっています。残念ながら、その夜はつい再び飲んでしまったので、回復に要する時間は迷宮入りとなってしまいましたが、どうやら飲酒量が増えるとpHが最低値まで達するのにより時間がかかるようです。pHの低下がアルコールからつくられる乳酸によることを考えると当然の結果と言えるのですが、私が知るかぎりでは、これはビールの量とpHに関する初めての知見です。このような実験をわざわざする人間がこれまでいなかったからと言えばそれまでですが。

第五章

無理のない日常生活の過ごし方

生活習慣で気をつけること

痛風になってしまったら、薬物治療が基本となりますが、同時に生活習慣を見直す必要もあります。

尿酸と代謝との関係は、まだすべてが解明されてはいませんが、肥満になると尿酸値が上昇して、痛風になるきっかけをつくるだけでなく、耐糖能異常や高血圧症、高脂血症などの生活習慣病が発症しやすくなることがわかっているので、食事の量を上手にコントロールして肥満を避ける努力が必要です。

本書の冒頭で食事やアルコールの規制はそれほど必要ないと述べましたが、だからといって、暴飲暴食を続けることには賛成できません。

生活習慣を見直し、尿酸値を下げることに努めましょう。

生活習慣で気をつけることは、大きく分けて以下の四点です。

①肥満を治す（もしくは肥満にならないようにする）
②食事（アルコールを含む）の摂取量に注意する

③運動をする
④ストレスをためない
それでは少し長くなりますが、重要度の高い肥満から見ていきましょう。

肥満を治す

まずは肥満を治しましょう。肥満は体に過剰な脂肪が蓄積した状態です。程度の差こそありますが、体重が増えて、お腹が出てきてしまった、というようなことは多くの人が一度は経験しているのではないでしょうか。

肥満は食べ過ぎや運動不足が続くと起こります。肥満はすべての生活習慣病の根本的な原因となる危険性があるので、ただ「太ってしまって、以前に着ていた服が入らなくなった」ということでは済まされません。

肥満ほど身近で、さらに危険であるという意識が低い病気も少ないのではないでしょうか。

そもそもなぜ、人間はすぐ肥満になってしまうのでしょう。

実はもともと人間の体は肥満になりやすくできているのです。現在の日本は飽食の時代を迎えていますが、古代から近代までは、その日の食を確保するのも難しいという状況が当たり前でした。人間は長い歴史を通じて、何度も飢饉《ききん》を経験し、摂取できるときに大切なエネルギー源である脂肪を蓄えるようになってきたのです。

現在の日本では、食べるものがないために飢えるということはなくなりましたが、長い年月をかけてつくられた体のメカニズムは、そう簡単には変わりません。人間は太りやすい体質であるということを頭に入れて、体重をコントロールしていくことが必要です。

肥満のタイプは二種類

体脂肪のつき方は、大きく分けて以下の二つに分けることができます。

皮下脂肪型……大部分の脂肪が体の表面部を覆うようについているタイプ。手で脂肪をつかむことができます。

内臓脂肪型……内臓の周囲に脂肪が多くたまっているタイプ。体内において、内臓は脂肪細胞でできている〝膜〟により固定されていますが、この膜にどんどん脂肪がたまっていきます。

この二つのタイプの脂肪型は、ただ単に脂肪のつく場所が違うというだけではなく、尿酸値にも異なる影響を及ぼすようです。

皮下脂肪型肥満の人は、尿酸とクレアチニンの排泄《はいせつ》力が低下していく傾向があります。一方、内臓脂肪型肥満の人の場合、皮下脂肪型ほど排泄力は低下しませんが、尿中尿酸排泄量が高値を示します。両タイプの肥満とも、同様に約七〇％の人が高尿酸血症を患っており、タイプにかかわらず肥満が高尿酸血症を高い確率で引き起こすことが確認されています。

また、さらに詳しく見てみると、高尿酸血症を合併した場合に、皮下脂肪型肥満者は大部分の人が尿酸排泄力を低下させるのに比べて、内臓脂肪型肥満者では三一%の人が尿酸排泄低下型、五六%の人が尿酸産生過剰型と診断されたという報告があります。

内臓脂肪型肥満になってしまった人の生活習慣の特徴をあげると、過食、過度の飲酒、運動不足などがあります。

内臓脂肪型肥満は高尿酸血症だけでなく、高脂血症、高血圧症、糖尿病などのあらゆる生活習慣病を呼び起こす危険性をもち、結果的に虚血性疾患(血管の動脈硬化のため、十分な血液の供給が保たれず、臓器に悪影響を及ぼす病気)の大きなリスクを形成します。ちなみにこのような生活習慣病が重なり合って重病を招いてしまうことを、メタボリック(新陳代謝性)シンドロームと呼びます。肥満はこのメタボリックシンドロームの根源となる要素なので、気をつけなくてはなりません。

六・六kgのダイエットに成功

食事内容によって尿酸値は上がったり下がったりしますが、厳密なプリン体制限を行おうとしても、それまで贅沢《ぜいたく》でおいしい食事を満喫してきた痛風の患者さんに、急に食生活の節制を求めても長続きしません。さらに言ってしまうと、プリン体制限そのものがあまり大きな意味をもっていないのです。

それよりは、体重をコントロールするために、食べる総量を抑えることが大事です。肥満である人の約七〇％は高尿酸血症です。同時に痛風の患者さんには肥満の人が六〇％近くいることからも、やはり肥満が尿酸値の上昇と深く関係していることがわかると思います。

かくいう私も痛風を患った当時は肥満の状態でした（次ページ図38参照）。アルコール、ストレスと並んで肥満は私の痛風発症の三大要因の一角を形成していたのです。

体重をコントロールしなければ、尿酸値を正常に保つのは難しいと考えた私は、痛風発作後からすぐにダイエットを始めました。ゴルフの練習やボウリングなど、暇を見つけては体を動かし、忙しくて運動できないときは、運動した日と比べて食事の量を減らしました。

このようにして、三か月に及ぶ涙ぐましいダイエットのかいもあり、六・六

図38：痛風発作前2か月間の私の体重変化

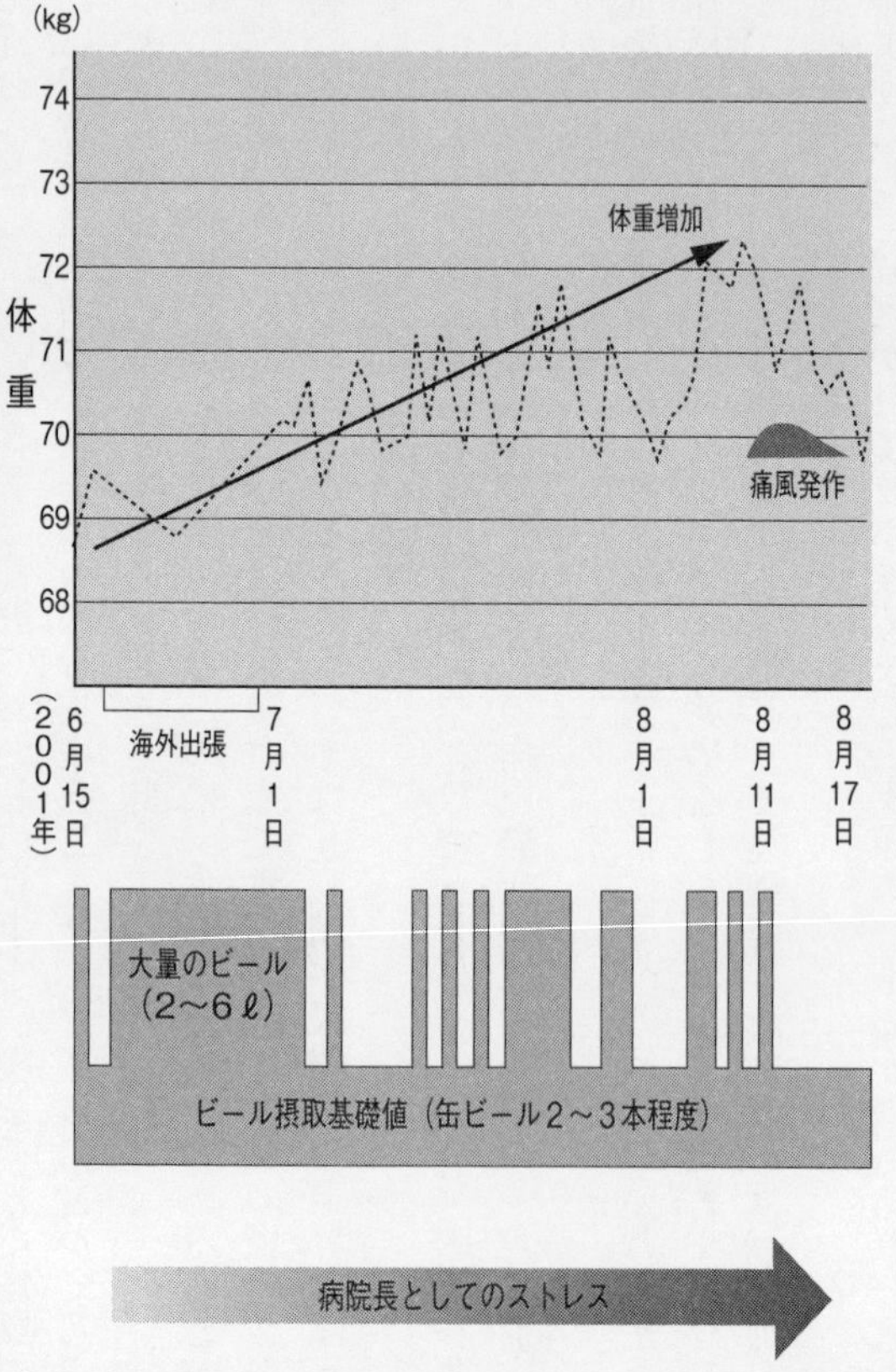

kgの減量に成功し、私の身長（一七〇cm）に見合うところまで体重を落とすことができました（図39参照）。その後もほぼ同レベルで体重をキープできています。

ダイエットはなかなかうまくできない人もいると思いますが、私は毎日同じ時間に同じ条件で体重計に乗り、体重コントロールに意識を向けて、辛《つら》くとも楽しい減量生活を乗り切りました。皆さんもぜひ試してください。

ダイエットの目安

ダイエットを「食べないこと」と勘

図39：痛風発作後3か月間の体重と血中尿酸値の変化

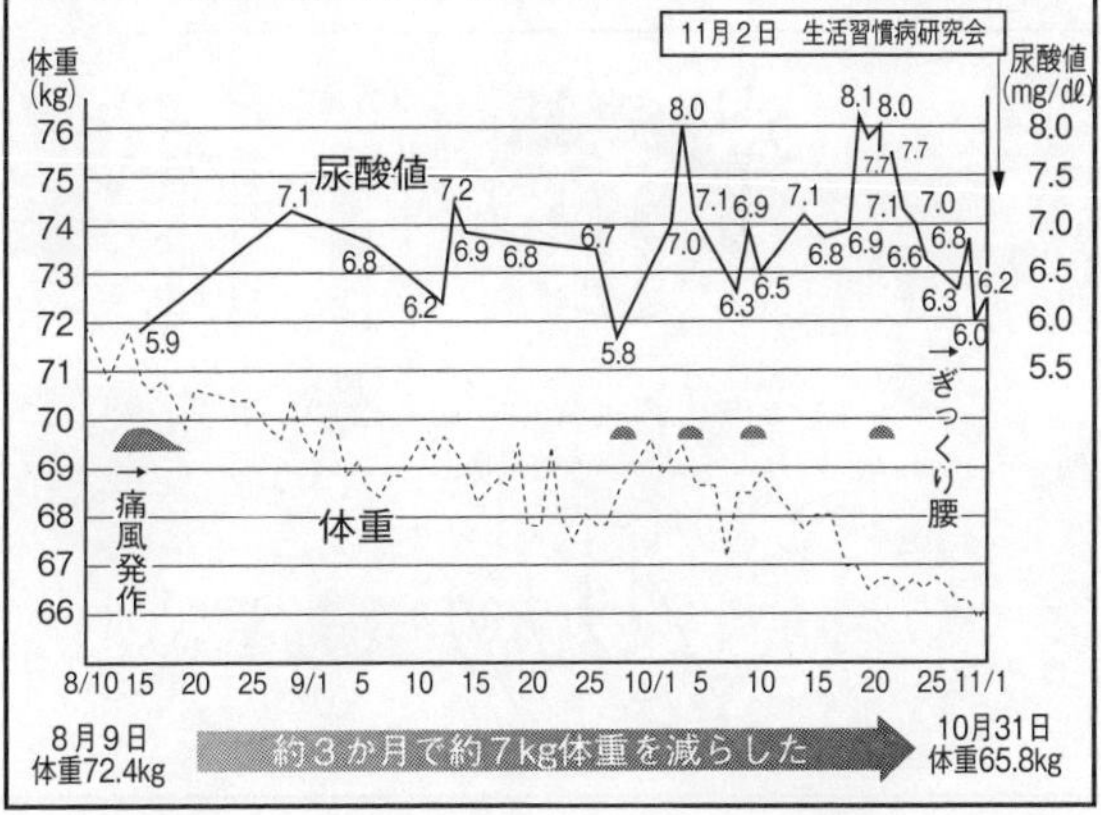

計算式とBMI早見表

肥満度チェック

BMI（肥満指数）の計算式

BMI指数＝体重[kg]÷（身長[m]）^{2}

身長168cmの人→1.68で計算

標準体重[kg]＝身長[m]×22

BMIの目安	
BMI	肥満状態
19.8未満	やせ
19.8以上24.2未満	標準
24.2以上26.4未満	やや肥満
26.4以上	肥満

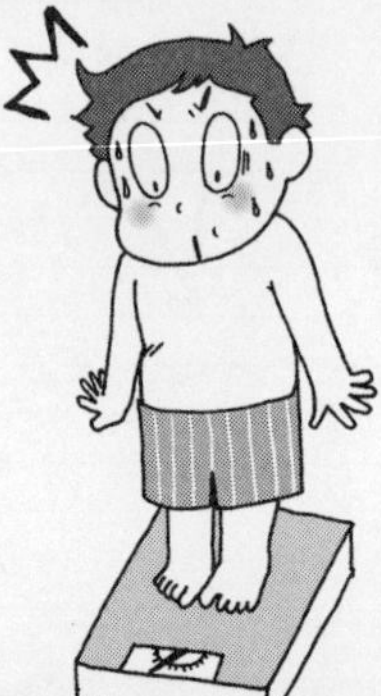

BMI（肥満指数）の

BMI早見表				
BMI	19.8	22	24.2	26.4
肥満度	これ未満はやせ	標準	やや肥満	肥満
身長（cm）	体重（kg）	体重（kg）	体重（kg）	体重（kg）
155	47.6	52.9	58.1	63.4
156	48.2	53.5	58.9	64.2
157	48.8	54.2	59.7	65.1
158	49.4	54.9	60.4	65.9
159	50.1	55.6	61.2	66.7
160	50.7	56.3	62.0	67.6
161	51.3	57.0	62.7	68.4
162	52.0	57.7	63.5	69.3
163	52.6	58.5	64.3	70.1
164	53.3	59.2	65.1	71.0
165	53.9	59.9	65.9	71.9
166	54.6	60.6	66.7	72.7
167	55.2	61.4	67.5	73.6
168	55.9	62.1	68.3	74.5
169	56.6	62.8	69.1	75.4
170	57.2	63.6	69.9	76.3
171	57.9	64.3	70.8	77.2
172	58.6	65.1	71.6	78.1
173	59.3	65.8	72.4	79.0
174	59.9	66.6	73.3	79.9
175	60.6	67.4	74.1	80.9
176	61.3	68.1	75.0	81.8
177	62.0	68.9	75.8	82.7
178	62.7	69.7	76.7	83.6
179	63.4	70.5	77.5	84.6
180	64.2	71.3	78.4	85.5
181	64.9	72.1	79.3	86.5
182	65.6	72.9	80.2	87.4
183	66.3	73.7	81.0	88.4
184	67.0	74.5	81.9	89.4
185	67.8	75.3	82.8	90.4

違いしている人が多いようですが、ダイエットにチャレンジするにあたって注意していただきたいのは、正しいダイエットは減量をする一方で、健康とスタミナを維持するエネルギーはしっかりと摂《と》らなければいけないということです。急激なダイエットは、継続するのが難しいので、リバウンドを招いたり、栄養バランスが崩れて健康を損なう危険性があるのです。

また、いきなり激しい運動や、無理なダイエットをすると、かえって尿酸の産生量が増加し、尿酸値が上昇してしまいます。

ダイエットの基本は、適度な運動と栄養バランスのとれた食事をしながら、中・長期的に行うということです。とくに、医師の下ではなく、自分ひとりでダイエットを行うときには無理をせず、個人差はありますが、一か月に二kg前後の減量を目安にしてください。

しかし、自分が肥満かどうか、よくわかっていない人もいるでしょう。198～199ページに、BMI（body mass index）という、代表的な肥満度を測る計算式と指数を掲載しましたので、自分の体重と身長を当てはめて、BMI値を計算してみてください。すべての体重に対応した数値ではありませんが、おおよそのBMI値は199ページのBMI早見表に載せてあるので参考にしてください。

肥満指数であるBMI値が高くなるにつれ、痛風の元となる高尿酸血症になってしまう確率が高いことが指摘されています。

肥満になりにくい食事の摂り方

痛風患者の多くは、食べ過ぎでエネルギー過多になっており、余分な栄養分が脂肪となって蓄積され、肥満になっています。

肥満になりやすい食べ方は、早食い、まとめ食い、不規則な食事時間などです。また、雑誌や新聞、テレビなどを見ながらの「ながら食い」も食べ過ぎの原因になります。朝食を抜いたり、夜九時以降に食事をしたりする習慣のある人は、朝・昼・晩の三回の食事をきちんと規則正しく食べるようにしましょう。

そして食べるときは、できるだけゆっくり噛《か》んで、唾液《だえき》と食べ物を口の中でよく混ぜてから飲み込むように心がけてください。

「痛風友の会」（痛風〔高尿酸血症〕の正しい知識と治療のあり方を導くために昭和四四年に設立）の調査によると、「食べる速度が速い」、また「一回の食事量が多い」と自覚している人それぞれの割合は、健康なサラリーマン五〇〇名ではそれぞれ三九・八％と三〇・四％でしたが、痛風の患者さん五二九名の場合だとそれぞれ五五・六％と五一・〇％と、一般の人よりずっと多いことがわかりました。

食べる量が多過ぎないように気をつけて、ゆっくりと食べることが大事です。実は私も相当な早食いだったので、最近はそれに気をつけるようにしています。

食事は、朝、昼、夕に均等に摂ることが理想ですが、仕事や生活パターンによってはそううまくいかないこともあると思います。しかし、心がけることでかなり違ってくるものです。慣れてくれば友人たちと楽しく飲んでいても、頭の片隅であまり食べ過ぎないようにと抑えることができるようになると思います。

もしも、現在、朝食を全く食べず、昼はサンドイッチなどの軽いもので済まし、夕食をお腹いっぱい食べるというバランスの悪い食生活をしているなら、改善していきましょう。

また、夕食の時間が夜九時以降になるようなときには、いつもより量を少なくし、その分を翌日の朝食や昼食で摂るようにしましょう。エネルギーを消費する時間を体に与えずに寝てしまうと、どうしても脂肪がつくられやすくなります。肥満による尿酸値の上昇を抑えるには、食事量を減らして、徒歩などの激しくない運動を積極的に行い、標準体重を守ることが大切です。

肥満解消には、以上のような食事の規制や運動が必要となりますが、そんなことは皆さんも知識として十分理解していると思います。

ただ、そうした運動や食事規制を継続できるかどうかというと、なかなか難しいというのが実情ではないでしょうか。どうしても食べ過ぎてしまう日や運動する時間がない日が何日か続いてしまうと、もうダイエットへの意欲がなくなってしまうからです。

何事もそうかもしれませんが、ダイエットも継続させるということは想像以上に難しいことです。

結局はダイエットに対する意識や意志といった精神的な部分が大事になって

きます。けれども「私は何をやっても長続きしないから……」という人も諦《あきら》めないでください。工夫次第で継続させることができるのですから。苦痛だから長続きしないのであって、楽しくなれば、続けられるものです。

私がお勧めするいちばん効果があると思う方法は、毎日同じ時間に同じ条件で体重計に乗ることです（私は朝起きて排尿後に裸で測りました）。ただこれだけで体重コントロールに意識が向かい、減量に効果が出ます。

ぜひ、試してみてください。さらに、自分で体重の記録ノートをつくると、体重が減ったのが一目でわかるのでおもしろいし、やる気もアップします。

肥満を解消するには、総摂取エネルギーを抑える、偏食を避ける、多品目を少量ずつゆっくり噛んで食べる、運動する、などの注意と一緒に、このような自分なりの工夫を考えて意識を高めていくことがコツだと思います。

食事療法

食事療法三大ポイント

私が痛風にかかってしまったのには、これまでの不摂生が尿酸値を押し上げたという原因があります。大事なのは痛風についての正しい知識を知り、〝どこまでならアルコールを飲んでもいい〟とか〝食事で本当に気をつけることはここ〟といった境界線を知ることです。

しかし、現代生活において、食事を完璧に節制することは難しいかもしれません。では、どうしたら痛風患者でも一般的な食生活を送ることができるのでしょうか？

左に日常生活における〝痛風の食事療法の三大ポイント〟として三点、気をつけてほしいことをまとめました。

①プリン体より食事の量に気をつける
②アルコールを飲み過ぎない
③水分を多めに摂る

の三つです。以下、それぞれの項目で重要なポイントをまとめています。

①プリン体より食事の量に気をつける

一般的に痛風の自己管理において、声高《こわだか》に叫ばれるのが食事規制です。けれども、前述したように、プリン体ばかりを気にしていては、不満だらけの食生活になってしまいます。一般家庭で食品成分表からカロリーや成分を計算し、毎日の食事をつくることを続けていくのは相当に困難なことです。

実際に、食事として体内に入ってくるプリン体の大部分は腸管内で分解されてしまうので、プリン体のとくに多く含まれている食品を大量に食べないかぎり、尿酸値の上昇にはあまり影響がないと、最近の研究によってわかってきました。

実際、プリン体の制限のみでは、血中尿酸値はさほど低下しないと言われています。

したがって、痛風の食事療法においても、プリン体の多い食品を気にしてばかりいるより食事の量さえ気をつければ痛風とうまくつきあえることを考えると、食事のメニューについてはあまり神経質にならなくてもよさそうです。ただ、食べ過ぎはよくありませんので、腹八分目に抑える習慣をつけましょう。

最近話題になっている糖質制限食も、私自身で試してみましたが、その有効性に驚いています。体重コントロールがうまくいかずに困っている方にはお勧めします。

②アルコールを飲み過ぎない

痛風患者の多くはアルコール摂取量が多いことが明らかになっています。アルコール飲料は、プリン体を含む含まないにかかわらず、その代謝に関係し（内因性プリン体分解の亢進《こうしん》と腎臓《じんぞう》における尿酸排泄低下）、尿酸の合成を増加させるため、アルコールの種類を問わず過剰摂取は控えたほうがいいでしょう。食品に含まれるプリン体は、消化・吸収というプロセスを経て体内に取り込まれますが、アルコールは体内に入るとすぐに吸収されるので、尿酸値の上昇に結びつきやすく、お酒を飲み過ぎた翌日に痛風発作が起こる、というケースもよくあります。

ビールは日本酒の約一五倍もプリン体を多く含んでいますが、その量は66ページの図9で示したように大したことはないので、プリン体を制限するためという理由でビールを避けることにはそれほど効果はありません。しいて言えば、ビールはエタノール等量で比較したときに他の酒類より高エネルギーであるため、肥満を助長する性質があります。

けれども、体重をうまくコントロールできるなら問題はありません。あくまで飲み過ぎないということが前提ですが、むしろビールは、他のアルコールと比べると、水分を多く含んでいるので、尿量が増し、尿路結石を押し流すという良い面もあるのです。ただ、プリン体が全く関係ないとも言えないので、飲酒好きの人でとくにビールにこだわらない人は、ビール以外のアルコールを選んだほうがいいかもしれません（私は大のビール好きなので気にせず飲んでいますが）。

しかし、アルコールはそれ自体に尿酸の排出を低下させる働きがあることも念頭に入れ、飲む量に留意すれば十分だと言えます。

血清尿酸値への影響は、日本酒なら一・五合以上、ビールなら七五〇㎖（または体重一kgあたり一〇㎖）程度より現れると考えていいでしょう。

飲酒量の日安としては、大量に飲むことは避け、日本酒に換算して一日に一・

五合以下に抑えましょう。私の経験からも明らかなように、この程度の飲酒はむしろストレスを緩和し、尿酸値を下げてくれます。

③水分を多めに摂る——一日二ℓが目安

①②ほど重要ではありませんが、痛風または高尿酸血症の人は水分を十分に摂っていただきたいと思います。なぜ水分を多く摂ってもらいたいのかと言うと、水分が不足してしまうと尿の量が減り、尿中の尿酸濃度が高くなって、腎臓や尿路に結石ができやすくなってしまうからです。水分をたっぷり摂って尿の量を増やすと、尿は薄くなり、尿酸が溶けやすくなるので、尿酸が排泄されると同時に、腎障害や尿路結石を防ぐことができます。

摂取する水分の目安は一日二ℓ以上とかなり多めです。通常、人間はその半分くらいしか水分を摂っていませんから、いつもより倍の水分を摂ることが目標です。

もし水分を大量に摂取するのがきつければ無理をしなくてもけっこうです。二ℓを必ず飲まなくても、これまでよりも意識して水分を摂るだけでも違います。なお私の場合、ビールをよく飲むので一日二ℓ以上の水分摂取は楽に達成できています。

ただ、水分なら何を飲んでもいいというわけではなく、塩分の高い味噌汁《みそしる》やスープは飲み過ぎると逆効果になります。

とくに、汗をかきやすい人や夏の暑い日、スポーツなどで大量の汗をかいたときは、積極的に水分補給をするようにしましょう。大汗をかくと血液中の水分が減って血液が濃くなり、尿酸値が上昇し、痛風発作を起こしやすくなるからです。水分を摂ることが痛風治療に直接効果があるとは言い切れませんが、それでも多めに水分を摂り、尿量を増やしておくことは治療に対しての重要な準備となります。

私も夜寝るときにはベッドの近くに小型の冷蔵庫を置いて、ペットボトルの水を用意しています。無理に飲む必要はありませんが、実際、寝る前や寝ているときには体が水分を欲しているので、ちょっと喉《のど》が渇いているときには便利です。皆さんも枕《まくら》もとに水分を用意しておいてはいかがでしょうか。実は、この習慣は脳卒中予防の意味もありますのでお勧めしたいのです。

軽い運動をする

運動すると代謝がよくなり、汗をかきます。すると汗と一緒に尿酸を体外に排出することができます。それだけでなく、ダイエットにも運動は欠かせません。

けれども運動にも正しい運動と、間違った運動の方法があることを知っておかなければなりません。

たとえば、尿酸値が高い状態での運動はお勧めできません。運動は痛風になった直後に始めるのではなく、ある程度尿酸値が安定してきてから開始しましょう。

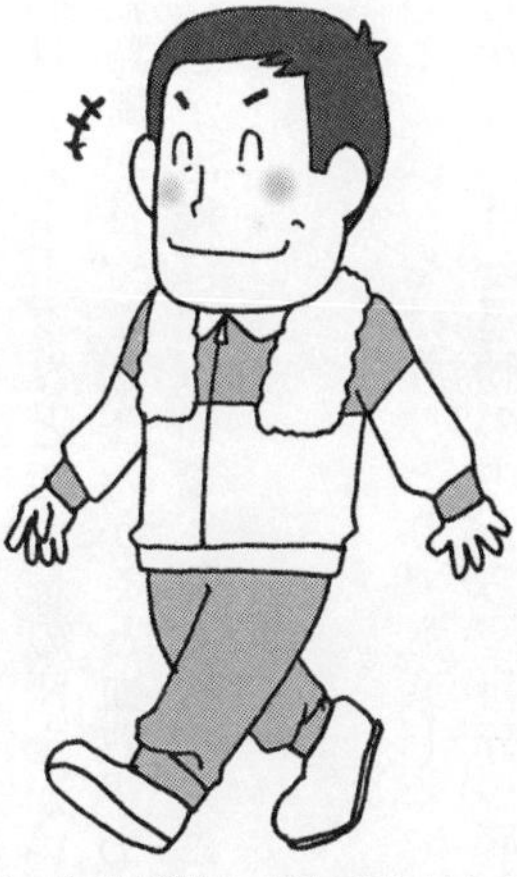

運動は、負担が軽く、続けられるものに……

運動のレベルも、激し過ぎるものは尿酸を増加させてしまうので、ウォーキングなどの軽い運動を毎日行うようにしましょう。

ウォーキングなどの有酸素運動は、尿酸値を上げることなくエネルギーを消費でき、肥満の人にとっては減量につながりますし、痛風の人に多い高血圧などの合併症にも有効です。

ただし、運動したからといってすぐに痛風が良くなるということはありません。生活習慣病は、生活習慣を変えることが治療になるので、長く続けてこそ効果が出てくるものなのです。

簡単にできる有酸素運動の例をあげておきます。

ただ、運動を毎日、継続的に続けていくには、やはりひとりでも楽しくできるものでなくてはなりません。ですから次にあげる運動の中から、自分の好きな運動を選択し、なおかつ体の負担にならないレベルで続けていくことをお勧めします。

・ウォーキング……三〇分程度が目安。疲労を感じたらすぐ休憩をとる。

・ジョギング……履き心地のいいランニングシューズで、自分に合ったスピードで走る。無理はせず、一㎞もしくは一〇分間ぐらい走るのが目安。
・体操……軽い体操を行う。体の一部分に強い負荷がかかるような体操は避ける。
・サイクリング……坂道やスピードの変化にも対応できる多段変速自転車がベスト。なるべく平坦な道を選んで走る。
・テニス……体に合った、使いやすい道具を選択し、長時間のプレーは避ける。
・スキー……使いやすい道具と負荷が少ないコースを選ぶ。
・水泳……泳ぐのではなく、水中歩行する。足や膝《ひざ》に負担が少ないので肥満の人にはジョギングよりもお勧め。

以上が有酸素運動としてあげられます。これらの運動を、水分を摂りながら適度に行うことをお勧めします。

運動する際の注意点として、運動の前後には必ず準備運動、整理運動を行うことをあげておきます。

さらに水分をしっかり摂ること、そして汗のかき過ぎにも注意してください。汗をかき過ぎると体内の水分が不足して、血液が濃縮され、尿酸が結晶化しやすくなったり、腎臓の濾過《ろか》機能が低下したりするからです。

また、毎日運動することが大切ですが、体調の優れない日は控えてください。

ストレスをためない

ストレスと無縁という人はほとんどいないのではないでしょうか？　しかも、痛風の発症がいちばん多い年代である三〇～四〇代といったらいちばんの働き盛りで、職場でも重要な仕事を任され、解決しなければならない仕事や問題をたくさん抱えているはずです。また、家庭でも子供がある程度大きくなってきて、教育費もかさんでくるし、思春期の子供の扱いに苦労するなど、家庭の内外でストレスは雪だるま式に増大しているのが普通でしょう。

痛風になって私をいちばん苦しめたのもこのストレスです。ストレスは痛風の原因である血清尿酸値の上昇に大きくかかわってきます。

痛風発作を予防するためには、尿酸値を上昇させる要因の一つである、このストレスをいかに上手に解消するかということがとても大事になってきます。

私の場合は職業がらストレスが大きかったので、薬を服用して尿酸値をコントロールすることが痛風とうまくつきあっていく最善の方法だという結論にいたりましたが、薬を使わずに治してみたいという人も多いと思います。

確かに多少のストレスならば、日常生活の工夫で解消することができると思われます。簡単な方法としては、疲れたと感じたら、とにかく休むというようなことです。

温泉でも海でも山でもどこでもいいですから、一八〇度気分を切り替えられるところに行き、心身ともに完全にリフレッシュできるまで、十分な休養をとると、ウソのようにストレスが吹き飛ぶことがあります。

ただ、痛風を患うような人はたいてい仕事をたくさん抱えており、とても旅行に行く暇などない、という人も多いかと思います。なんとか工夫して、思い切って休暇をとれるのならばいいのですが、どうしても休みがとれないという人は、普段の生活の中でうまくストレスをためないように工夫するしかないでしょう。

ストレスは精神的なものですが、その原因を探ってみると、人間関係や将来の不安からくる心の負担だけではなく、不規則な食生活や少ない睡眠時間など、「食事」「仕事」「休養」「運動」「睡眠」という一日のサイクルが崩れていることからくるものもあります。生体リズムが狂ってしまうことで、ストレスが知らない間に積もってしまうのです。

一日の生活サイクルをきちんと守ることができると、心の健康も回復してきます。どうしても忙しくて、休暇などのリフレッシュができない人は、まずは規則正しい生活を送り、生体リズムを整えることから始めてください。

検査の受け方・医師とのかかわり方

足に激痛がはしり、「これは痛風だ！」と思ったらまず、診察を受けに行かなければなりません。痛風の診断には一般的に36ページにある「痛風診断基準」が用いられます。

痛風の治療は長期的なものなので、医師や病院との上手なつきあい方も必要になります。

医師や病院にもさまざまな診療科目があります。しかし、初めて痛風にかかった患者さんの場合、いったい、何科を受診すればいいかわからないという人もいることでしょう。

総合病院なら、内科または整形外科に行きましょう。また、痛風を専門としている病院もあります。専門の病院は「痛風外来」「リウマチ・痛風外来」「リウマチ科」「リウマチ・痛風センター」「リウマチ・膠原病《こうげんびょう》科」など、科に具体的に病名を掲げています。各地域ごとの専門医のリストは痛風財団のホームページ（アドレスhttp://www.tufu.or.jp/）の中の「痛風協力医療機関」というページでご覧になれますので活用されるといいでしょう。

痛風を無理なく治すには？

人間、病気にかかったり怪我《けが》をしたりすると、どうしても元気がなくなってしまい、憂鬱《ゆううつ》な気分で日々を過ごしてしまうものです。それは痛風の患者さんも同様で、痛風になったばっかりに暗くなってしまう人もいます。

気持ちはわかります。私も痛風になった直後は大きなショックを受けたものです

けれども、痛風のような長い期間つきあっていくような病気の場合、いつまでもしょげていてもしょうがありません。

これまで見てきたように、過度の食事やアルコール摂取、そしてストレスを避け、体重をうまくコントロールしていけば、痛風発作が生じる恐れはほとんどありません。

加えて定期的に診察と検査を受けていれば、生活には何の差しさわりもなく、無理なく過ごせるのです。

治療経過を自分で記録してみる

医師であるのに痛風の患者となった私は、自分でも驚くほど楽しみながら痛風を治すことができました。

そんな私が痛風を楽しく治す方法としてお勧めするのが「患者さん一人ひとりが自分の体に対して医者になる」ということです。

つまり、医師から患者になった私のケースと逆のパターンです。

どういうことかと言いますと、自分で治療の経過を測定しながら、自分の治療を医師に任せっきりにするのではなく、自分で治療の経過を把握するということです。

そうすると、治っていく過程が実感でき、さらに治療に身が入ります。

自分で測ることができるデータにはかぎりがありますが、いくつか紹介しておきます。

①pH（ペーハー）を自分で測る

尿のpHは自分で調べることができます。ただ、尿のpHを調べる試験紙がリト

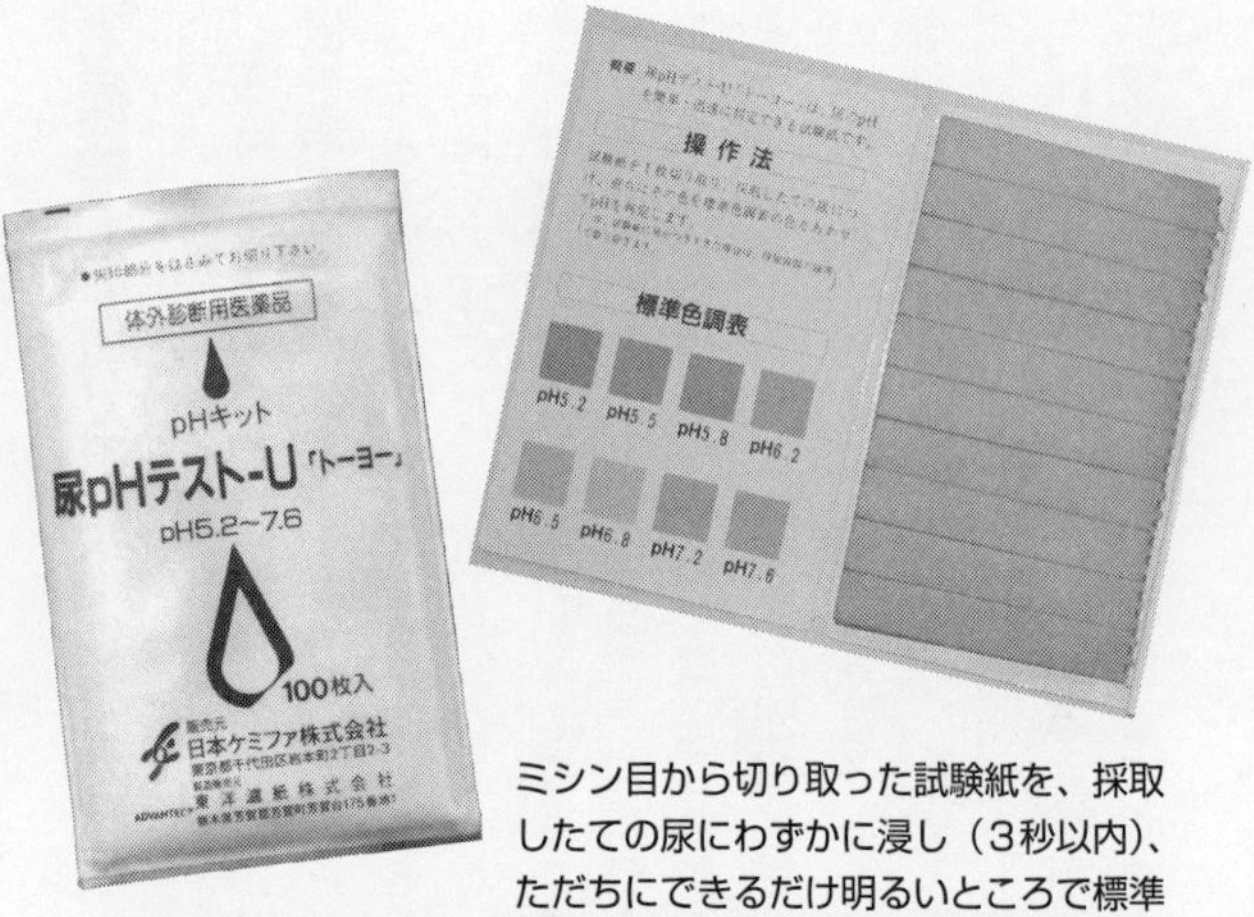

ミシン目から切り取った試験紙を、採取したての尿にわずかに浸し（3秒以内）、ただちにできるだけ明るいところで標準色表と比較してpHを判定する。

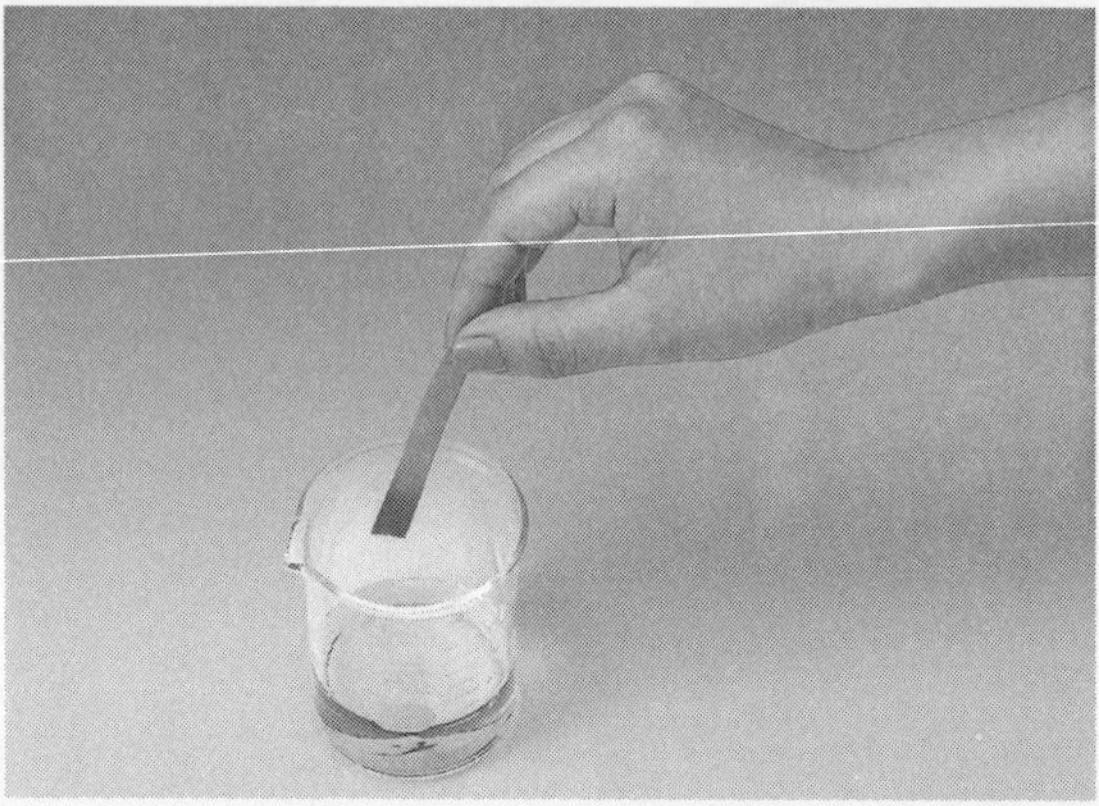

写真提供：日本ケミファ

マス試験紙だと、酸性とアルカリ性の境目にあるという程度しか判別できないのです。

日常生活の中で、自分で尿のpHを調べるときは、尿のpHをテストする専用の試験紙が市販されていますので、それを利用するとよいでしょう。

たとえば、日本ケミファから発売されている患者さん用のpH測定濾紙《ろし》は薬局で購入できるのでお勧めです(右ページ写真)。尿につけた試験紙の色の変化を、色見本と照合してpHを測る、精度の高いものです。

私の場合は、実験のために非常に精度の高い測定器を必要としましたが、研究目的でなく、通常の測定ならこの濾紙で十分です。私が使っていたpHメーターの測定値と比べても、この濾紙の数値が正確であることは確認しています。

②体重を記録する

尿酸値と同じように、体重も記録して数値の推移を一目でわかるようなグラフにしておくと、ダイエットの意識が上がります。前述しましたが、私は毎朝、起床後に排尿してから裸で体重を測りました。

体重の推移を記録する場合には、このように毎日同じ時間に同じ条件で体重計に乗ると正確な減量の結果を得ることができます。体重が軽くなっていくとグラフも下がっていくので、満足感も味わえました。

③歩数計で一日の運動量を測る

減量のため有酸素運動であるウォーキングを始めるときも、歩数計を身につけると、たとえば一日一万歩という目標ができるので、ただ歩くだけの場合と比べてグッとやる気が出てきます。

運動は何もまとめてやる必要はありません。一日を終えたときに一万歩歩いていればいいのです。歩数計は簡単に運動量を測ることができるので、継続の助けとなりそうです。

旅行に出かけるときの注意事項

遠出の旅行、とくに海外旅行に出かけるときは注意が必要です。これは聞いた話ですが、痛風の患者さんにこんな人がいたようです。

「痛風持ちですが、東南アジアの海外旅行に夫婦で出かけたときに現地の気候が暑かったので、喉の渇きも手伝って、ついビールを大飲みしてしまいました。するど翌日の朝に痛風発作が出て、あわててしまいました。旅行に行く前はほとんど発作が見られなかったので大丈夫かと思い、薬は携帯していませんでした。痛みがひどくなり現地の病院へ行き、医師に診《み》てもらったのですが、すぐに薬を出してくれないので困ってしまいました」

日本人が海外旅行に行くことが当たり前となり、皆さんの中にも海外旅行が趣味という人がいるのではないでしょうか。社員旅行や家族旅行、夫婦二人きり、または一人でぶらっと……など海外旅行に行く機会はとても増えています。

楽しい海外旅行の間はどうしても気が緩みがちになって、つい暴飲暴食になってしまいます。また、海外ということで時差による生体リズムの乱れが生じたり、睡眠不足や過労、さらに興奮、緊張などが重なって尿酸値が上昇し、発作を起こしやすくなる危険があります。

せっかくの海外旅行ですから、思いっきり楽しんでいただきたいのですが、旅行中も食事やアルコールはできるだけ規則正しく摂り、尿酸コントロール薬などの薬の服用も忘れないようにしましょう。発作は暴飲暴食した後に起こりやすくなります。食事やアルコールの量には注意する必要があるのです。

この患者さんのように、万が一のときに困らないように、痛風発作抑制剤であるコルヒチンと、痛風発作治療薬である非ステロイド系抗炎症剤は持ち物の中に用意しておきましょう。

足がウズウズするなど、発作の予感が起こったら、ただちにコルヒチンを一錠服用します。

また、痛みが始まってしまった場合には、コルヒチンまたは非ステロイド系抗炎症剤を服用して、安静を保つことが必要ですが、飛行機の故障や天候不良などで、延泊しなければならないなど、旅先ではどんなトラブルが起きるか予測がつきませんし、安い治療費で治療を受けられる国は、日本のように健康保険制度が完備している国に限定され、世界でもそう多くはありません。海外だと思わぬ高額な出費になってしまうことも考えられます。

ですから、念のために薬を少し多めに持っていったり、海外旅行保険に入っておくことをお勧めします。もし旅行期間が長期に及ぶときは、あらかじめ医師に相談しましょう。

引っ越し・転勤で主治医を代えなければならないときは……

痛風患者はかかりつけの医師を持つべきだと思いますが、患者さんの中には、転勤や単身赴任などで、どうしても主治医を代えなければいけないケースもあるでしょう。

その場合には、黙って引っ越しをするのではなく、転勤などで引っ越す旨をこれまで診てもらっていた医師に伝え、その医師に転勤先で新しく診てもらうことになる医師へ渡す紹介状を書いてもらいましょう。

また、自分でも「痛風手帳」などをつくり、マメに診察データを記帳しておくと、新しい医師に自分の患者としての情報を正確に伝えることができます。

とはいっても引っ越してすぐに適当な医院が見つかるとはかぎりませんから、少し多めに薬をもらっておくほうがいいでしょう。

生活の環境が変わると、生活習慣が変化し、ストレスがたまりやすくなります。その結果、尿酸値は上がることになってしまいますが、焦らずに生活を安定させ、規則正しく一日の生活サイクルを繰り返すことが大事です。

海外で生活するときにも注意が必要

さて、問題なのは転勤などによる海外移住です。環境が変化すると、尿酸値が上昇して発作が起こりやすくなりますが、海外の場合、環境の変化の度合いが国内の比ではありません。

言葉、食事、習慣など生活スタイルすべてが異なってきますから、日本にいたときのようには生活できません。新しい地での生活に慣れるまでには、それなりの時間がかかってしまうでしょう。

それでも、新しい赴任先が欧米などの先進国なら環境に適応するのもそれほど苦ではないでしょう。先進国なら生活スタイルも似通っていますし、また、痛風の患者さんもたくさんいるので、医療システムも整っているからです。

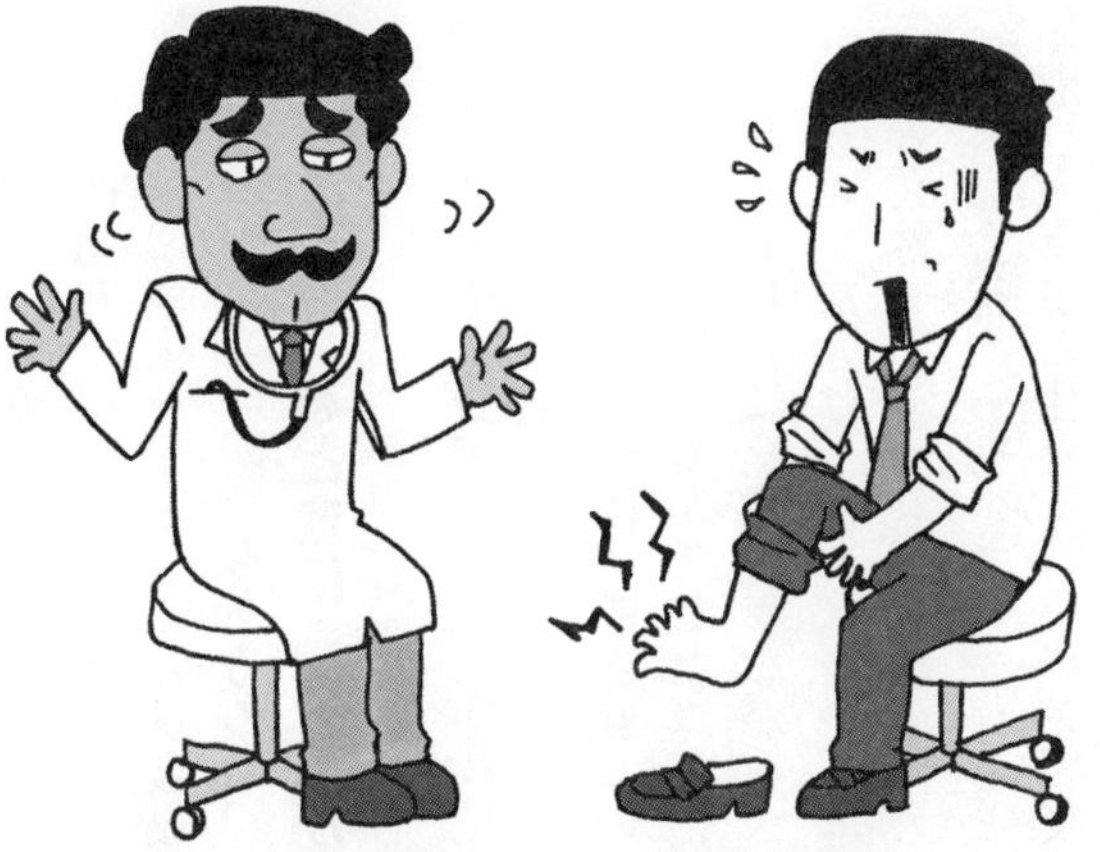

国によっては適切な治療が受けられない場合も……

　けれども、開発途上の国だと、環境の変化がより一層激しく、国によっては痛風に必要な検査や治療を受けることができない場合もあります。日本で服用していた薬も処方されるとはかぎりません。有効な方法としては、赴任先が決まったら現地の情報を確保することです。医療保険会社などに話を聞いたり、大使館か公使館に連絡をとり、信頼できる医師や病院を紹介してもらえれば安心です。
　けれども、海外では原則として自費治療になるので、診察代や薬代もかさみ、生活費を圧迫してしまう恐れがあります。

ですから、海外へ移住する人の多くは、一年分ぐらいの薬を持っていきます。治療を開始したばかりの人はマメに医師に診てもらう必要がありますが、薬の種類や量、病状が安定している人ならば、この方法がお勧めです。ただ、途中で副作用が出る可能性もあるので、服用方法を医師によく確認しておきましょう。

痛風をうまくライフスタイルに取り入れる

痛風を発症するのは、働き盛りの三〇～四〇代の男性がいちばん多いことはここまでにも述べてきました。多忙な毎日で、運動不足や睡眠不足は当たり前。大きなストレスに悩まされながら、生活を送っている人も少なくありません。こういった人は、会社にとって即戦力であることが多く、会社が最も期待している人材です。

本人も会社から期待されていることがわかっているのでしょう。昼間は時間を惜しみながら仕事に精を出し、夜は毎晩のように接待やつきあいでお酒をがぶがぶ飲んでしまうのです。

　こういったアルコールが、彼らにとってビジネスの上で重要な役割を果たしているのは事実です。

　かくいう私も実験を進めていく中で、飲まないと決めていた日に、どうしても断りきれなくて飲酒してしまったことがあります。つきあいというものには、どうしても断れないときがあるのです。

「アルコールは一定量までならば飲んでも大丈夫」というのが本書の中でお伝えしたかったことの一つですが、いくらつきあいが大事だからといっても、毎晩、この一定量のアルコールを上回るような飲み方をするのは体に良いはずがありません。

　やはりどこかで折り合いをつけて、飲酒の席でもうまく断れるようにするのが大事なことです。アルコールの許容量を把握しながら、自分のペースでお酒は飲むのが望ましい飲酒の仕方です。

　痛風は長くつきあっていかなければならない病気なので、自分の生活に痛風治療をうまく取り入れる努力をしましょう。

章末コラム

「プリン体オフ」のビールについて

現在、私が前作を執筆したころにはなかった「プリン体オフ」のビール（発泡酒・新ジャンルビール）や「ノンアルコールビール」（清涼飲料水）が発売されていますので、それについても触れておくことにしましょう。

痛風にとって過度のアルコール摂取はよくないので、「ノンアルコール」のビールの登場はありがたいことと言えるでしょう。最近の製品は味も本物のビールにより近くなっていて、私も車を運転するときには利用させてもらっています。一方、「プリン体オフ」のビールとは製造工程でプリン体を除去したビールで、普通のビールが一〇〇mg中約五mgのプリン体を含んでいるのに対し、ほぼ一〇〇％オフを実現しています。また、「プリン体オフ」を大きく謳《うた》っていないものでも、かなり含有量を抑えている製品が発売されています。

各種ビールの「プリン体・糖質・アルコール分」比較（100㎖あたり）

種類	銘柄	プリン体含有量(㎎)	糖質(g)	アルコール分(%)
ビール	普通のビール	約5~8	約2~5	約4.5~5
発泡酒	★キリンビール「淡麗ダブル」	0~0.034	1.5	5.5
	キリンビール「キリンゼロ〈生〉」	2.1	0	3.0
	アサヒビール「本生アクアブルー」	2.4	1.2~1.8	5.0
	★サッポロビール「極ZERO」	0.0	0	4.0
新ジャンルビール	キリンビール「キリン濃い味」〈糖質ゼロ〉	0.6~1.7	0	2.5~3.5
	★アサヒビール「アサヒオフ」	0~0.66	0.4~0.9	3.5~4.5
	★サントリー「ジョッキ生」	0~0.9	0.9~2.0	5.0
	★サッポロビール「ドラフトワン」	0~1.5	3.3	5.0
	キリン「のどごし〈生〉」	約1.1	3.1	5.0
	アサヒビール「ブルーラベル」	約1.3	0	4.0
	サントリー「金麦〈糖質70%オフ〉」	約1.8	0.6~0.9	4.0
ノンアルコール飲料	★サントリー「オールフリー」	0~0.2	0	0.0
	★アサヒビール「アサヒドライゼロ」	0~2.0	0	0.0
	★キリンビール「キリンフリー」	0~2.8	2.7	0.0
	サッポロ「サッポロ　プレミアムアルコールフリー」	4.0	3.3	0.0

★プリン体がゼロあるいは極めて少ない製品。数値は各社発表のもの

プリン体については、ビールに含有されている程度のプリン体の量ならそれほど気にしなくてもいいということは、これまで述べてきたとおりですが、それ以上に、こうした「プリン体オフ」あるいは「ノンアルコール」のビールは糖質が少ない点に注目しています。肥満や糖尿病予防という意味から、二本のうち一本はノンアルコールのビールや糖質を抑えたビールを飲むようにするなど、上手に利用するといいでしょう。

あとがき

本書は、鹿児島大学医学部附属病院内科の教授として痛風の治療にもあたっていた私自身が痛風になったことがきっかけで誕生したものです。自らの体験を中心に、痛風の患者さんや尿酸値が高い予備軍の皆さんに注意してほしいことをまとめています。痛風治療そのものや、痛風とのつきあい方を参考にしていただければ幸いと思います。

本文中で書いたように、私は痛風になってから自分自身の体を使った実験を始めました。その結果を痛風治療に活《い》かせればと考えたのです。この試みは、私の痛風治療に対する視野を大きく広げることとなりましたが、それと同時に、研究の日々は私の人生を楽しくしてくれるものでもありました。

ふつうなら、病気になるのは嫌なこと。病気になって人生が楽しくなるなんてことは滅多にないことでしょう。しかし、私は痛風になったおかげで、物事を探究するおもしろさ、毎日実験を継続することの充実感を得ることができました。

六二四回連続採取した尿pHの記録紙がテーブル一面を埋めたときの満足感はたとえようのないものでした。その楽しさは、痛風にならなければ到底味わえないものだったのです。

また、「ビールを飲んでも大丈夫」という実験結果は、ビール好きの私にとって、痛風とつきあっていく上でどれほど心強いものになったかは言うまでもありません。

通常、医師は痛風の患者さんに対して、「ビールは絶対に避けてください」と指導します。しかし、私の実験結果から言うと、上手に痛風とつきあえば、多少の飲酒がかえっていい結果を生むこともあるのです。

さらに、自分が患者になったことで、それまで以上に患者さんの立場に立った視点も持てるようになりました。これも医師として大きな収穫だったと言えるでしょう。

実は、痛風治療中の二〇〇二（平成十四）年八月末、当時病院長の職に就いていた私は極度の疲労から高血圧症にかかって、四か月ほど入院することになってしまい、職場の多くの方々に大変な迷惑をかけてしまいました。

そのとき、私は、自分が忙しさのあまり、周りを見渡す余裕もなく、走り続けてきたことに気がついたのです。そして、私は周りの方のありがたさに触れ、残された人生を周囲の人々や世の中のためにお役に立てるよう、生きていこうと決意しました。

たとえば、病棟のスタッフに聞き取り調査をしてもらったところ、ほとんどの患者さんは、「教授の回診そのものはありがたいし、ぜひやってほしいが、同行する医師の人数が多いので圧迫感があり、思うこともしゃべれないし、少人数の回診のほうがありがたい」と思っていることがわかりました。

もちろん、少人数で回診を行う場合、「全員で回診するからこそ統一した診断や治療方針が決定されていくのだし、医局の医師が教授の回診の中からいろいろ学ぶということができなくなる」というマイナス面があることも確かでした。

しかし、患者さんに圧迫感を与えるのは本意ではありませんし、患者さんの率直な意見を聞くこともできません。

そこで私は、医局のみんなに「まずは、患者さんの希望しておられる回診の形式をスタートし、やっていく中でマイナス面をなくす解決法を見つけようよ」と提案して、了解してもらったのです。以来、私が教授をやっている間は、大名行列はなくなりました。

その一方で、入院をきっかけに、自分自身の心身の健康管理のために、私は趣味の水彩画や日本画を描くことに、努めて時間を割くようになりました。それが私の生き方に幅を与えてくれたような気もします。


そして二〇〇七（平成十九）年三月に教授を定年退職した後、私は財団法人慈愛会の会長に就任したのを機に、慈愛会傘下の今村病院分院で、「納光弘外来」（日曜日と木曜日）をスタートさせました。

私自身は〝夢追い外来〟とも呼んでいますが、「医療はサービス業。日曜日に休むデパートはない。しかも相手は病気を持った患者さんなのだから、他の分野よりもサービスをしなければ」という思いから立ち上げたのです。「待ち時間をなくすために完全予約制の一人一時間の枠」「日曜日にも診療」をモットーに、痛風はもとより、神経疾患、頭痛、めまいなど、なかなかはっきりした診断がつかずにお困りの方や、セカンドオピニオンの必要な方など、様々な症状の方の相談にも応じていますが、皆さん、満足してくださっているような気がします。

それにしても、もし病気にならず走り続けていたら、今の自分はなかったかもしれません。本書を執筆する気になったのも、痛風、そして高血圧での入院という体験を通して、人生のあり方をゆっくり考える機会をもてたからにほかなりません。

そうしたことは私だけに限ったことではないようです。「重い病気になってから初めて人生というものを考えた」「病気で入院して家族のありがたみがわかった」という人は少なくありません。病気になったことにより、今まで感じられなかったことが感じられるようになったり、見えなかったものが見えるようになったりということは、間違いなく病気からもたらされたプラスの一面だと思います。

何も入院しなければならないような重い病気に限りません。痛風のような病気でも、治療を通して自分の生き方を見直してみることで、大切な何かを得ることができるし、より豊かな人生を送るきっかけがつかめるのではないでしょうか。

皆さんも痛風とかかわりながら、人生を楽しんでいかれることを心より願っております。

二〇一四（平成二六）年七月

納　光弘

本書のプロフィール

本書は二〇〇四年十二月に刊行された『通風はビールを飲みながらでも治る！　患者になった専門医が明かす闘病記&克服法』に加筆、改稿をした作品です。

小学館文庫

痛風《つうふう》はビールを飲《の》みながらでも治《なお》る！
改訂版《かいていばん》

著者　納《おさめ》 光弘《みつひろ》

二〇一四年七月十三日　　初版第一刷発行

発行人　稲垣伸寿
発行所　株式会社　小学館
〒一〇一-八〇〇一
東京都千代田区一ツ橋二-三-一
電話　編集〇三-三二三〇-五四三六
　　　販売〇三-五二八一-三五五五
印刷所 ―― 中央精版印刷株式会社

ISBN978-4-09-406062-1